王三虎经方医案

一杂症篇一

王三虎 著

王 欢 整理

全国百佳图书出版单位

中国中医药出版社

·北 京·

U0147423

图书在版编目（CIP）数据

王三虎经方医案 . 杂症篇 / 王三虎著；王欢整理 . —北京：中国中医药
出版社，2023.8

ISBN 978 – 7 – 5132 – 8217 – 8

Ⅰ . ①王… Ⅱ . ①王… ②王… Ⅲ . ①经方—研究 ②医案—汇编—
中国—现代 Ⅳ . ① R289.2 ② R249.7

中国国家版本馆 CIP 数据核字（2023）第 101922 号

中国中医药出版社出版

北京经济技术开发区科创十三街 31 号院二区 8 号楼
邮政编码 100176
传真 010-64405721
万卷书坊印刷（天津）有限公司印刷
各地新华书店经销

开本 710×1000 1/16 印张 12.5 彩插 0.75 字数 200 千字
2023 年 8 月第 1 版 2023 年 8 月第 1 次印刷
书号 ISBN 978 – 7 – 5132 – 8217 – 8

定价 58.00 元
网址 www.cptcm.com

服 务 热 线 010-64405510
购 书 热 线 010-89535836
维 权 打 假 010-64405753

微信服务号 zgzyycbs
微商城网址 https://kdt.im/LIdUGr
官 方 微 博 http://e.weibo.com/cptcm
天猫旗舰店网址 https://zgzyycbs.tmall.com

作者简介

王三虎，1957 年 7 月生于陕西省渭南市合阳县。先后毕业于渭南中医学校、南京中医学院、第四军医大学，医学博士。1998 年在第四军医大学晋升教授。2008 年获"广西名中医"称号，2018 年获"陕西省名中医"称号，2022 年成为"第七批全国老中医药专家学术经验继承工作指导老师"。现为渭南市中心医院中医专家、渭南市中医药事业发展高级顾问、深圳市宝安区中医院特聘专家、西安市中医医院首席中医肿瘤专家。兼任中华中医药学会中国中医药临床案例成果库专家委员会委员、欧洲经方学会顾问、瑞士华人中医学会顾问、美国加州中医药大学博士研究生导师等职务。先后招收、培养研究生及传承弟子 300 多人。

多年来坚持理论与实践结合、继承与创新并重的治学观，提出了"燥湿相混致癌论""寒热胶结致癌论""人参抗癌论""把根留住抗癌论""肺癌可从肺痿论治""风邪入里成瘤说"等新论点。许多观点上大报、进教材、入指南，年诊国内外患者两万人次，共发表论文 330 余篇，主编、参编书籍 30 余部，并有《中医抗癌临证新识》《经方人生》《我的经方我的梦》《经方抗癌》《中医抗癌进行时 4·随王三虎教授临证日记》5 本畅销专著。

近年多次在国内外成功举办经方抗癌学习班。2017 年获"最具影响力中医人奖"，2018 年获陕西杰出名中医奖。"中医抗癌系列课程"2019 年被北京中医药学会评为"第五批中医药传承精品课程"。2020 年获"全国患者信任的好医生"，2021 年获"健康强国荣耀医者"等荣誉。已在北京、西安、渭南、深圳、淄博、台州、佳木斯、青海等地设立经方抗癌工作站（室）。

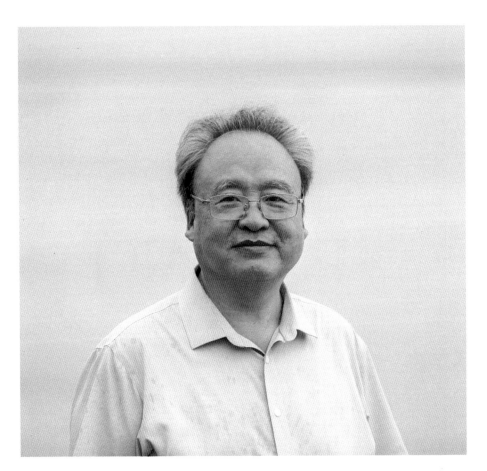

◎ 王三虎教授近照

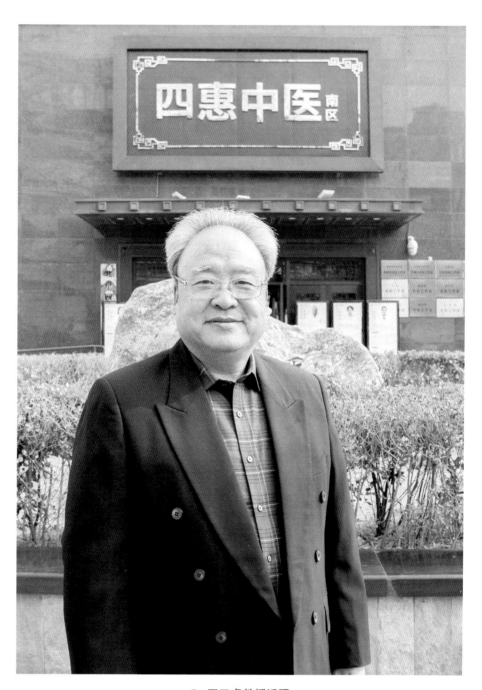

◎ 王三虎教授近照

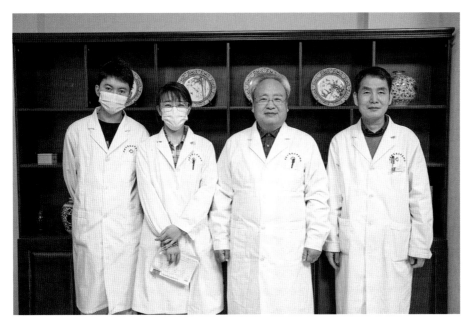

◎ 王三虎教授与弟子们合影

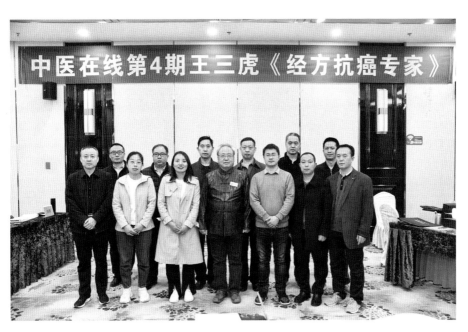

◎ 王三虎教授与学员合影

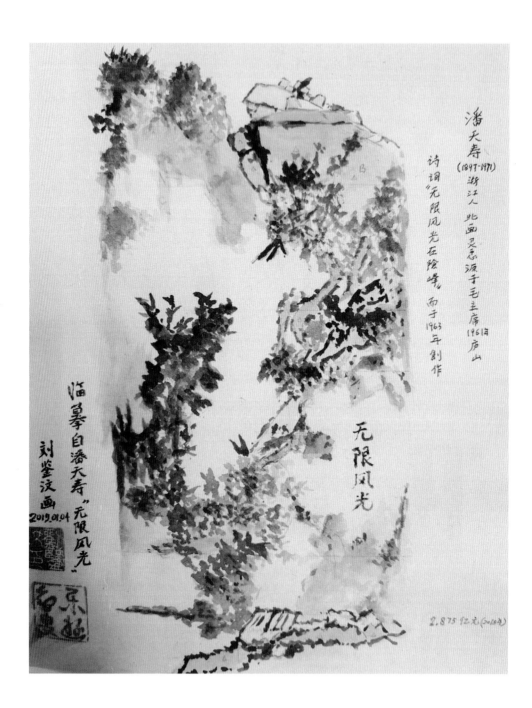

潘天寿
(1897-1971)
浙江人 此画灵感源于毛主席1961日庐山
诗词"无限风光在险峰" 而于1963年创作

无限风光

临摹自潘天寿"无限风光"
刘鉴汶画
2019.01.04

2.875亿元(50cm左右)

◎ 刘鉴汶赠画

吴序

　　庚戌月丁未日，抗疫中间初得王师三虎之手稿，幸甚之至，纵览篇目，本书直切人心之所大患，上通经典、下对病症，在古今之间、复杂之间细索真相，长驱诸癌鬼魅，乃是一本经典治癌心法与用药如用兵实录。

　　王师医心以仁、治心以坚。临症正气端详、提纲挈领、掌控病机，静候阴阳势力之变化，同心以戮，医心甚仁，道心甚微，实吾辈后来医师之楷模，当常学而时习之。

　　同为医者，常常面对疑难杂病、人生疾苦，一时顿觉人间沧桑。然王师心如明镜，大爱无疆，以无忧患之心治忧患，以无恐怖之心治恐怖，于沧桑之中骤起烈烈风，尽解六淫邪气，尽散人心阴霾。再三读之，更感彰显医者正大光明之气。

　　余以为，王师所研之经方治癌，乃古学今用、传承创新之典范。病常有变，宗法不二。四大经典，内经难经，本草伤寒，惟精惟微，中正平和。从医者当学王师，临床不忘勤溯经典，常新治法。此一本《王三虎经方医案·杂症篇》，常在余目之所及处，不惟医术，更为医心，道高且远。

壬寅岁秋　吴凡伟于深圳宝安

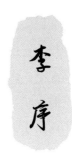

李序

在师兄王三虎教授新著《王三虎经方医案·杂症篇》即将出版之际，作为他的师弟，也是本书的最早一批读者，我认真拜读了手稿，在击节赞叹的同时，脑中更是情不自禁地回忆起了和师兄相识的岁月。

我与王三虎师兄都曾跟随李景堂老师学习中医。记得1996年夏天，我刚开始学习中医，跟师时，从每天早上开诊至晚上关门，求医的患者络绎不绝，老师认真严肃的态度就潜移默化地影响着我。从那时起，我就常常听李老师对他努力练好中医基本功的学生王三虎赞不绝口，他更是能把《伤寒论》《药性赋》等经典背得滚瓜烂熟。可以说，自学医伊始，师兄王三虎这个老师经常挂在嘴边的名字，以及他熟背经典的功夫就成了我学习中医的动力。

时间到了2020年，我在吴大真老师的医学交流群里再一次看到了师兄的名字，那时候的师兄已经是名满坊间的中医学教授。我怀着崇敬的心情添加了师兄的微信，这时候才算直接取得了联系。当年的12月27日，我才有幸在天颐堂（师兄的诊室）第一次见到他本人。在简短而热情的寒暄中得知，他特别珍惜1981年在中医院实习期间跟随李景堂老师学习的时光，他的行医理念也深受李老师纯中医思维的影响，所以多次在讲座中提到1981年他学习的那段时光。从渭南中医学校毕业后，师兄见习、实习是在合阳县中医院。当时回合阳实习的有8个同学，4个分在县医院，4个分在中医院。在途中，大家商量，中途轮换。但是实习期快到一半的时候，在中医院实习的三虎师兄变卦了。结果县医院的同学上门理论。师兄说："学校分配我们4

个在中医院。"同学们说："不是咱们说好变一下吗？"师兄说："看来现在还要变回去。"他们说："说好的就不能变了。"师兄说："如果不能变，就按照学校的安排不变好了。如果能变，现在就变了，反正我们都熟悉各自医院的情况了，多一事不如少一事。"讲到这里的时候，师兄总会哈哈一笑说："那个时候我达到目的，把自己锻炼成纯粹的中医，把那几个同学可害惨了。在中医院实习期间，我深得李老师的教诲和信任，李老师签名的处方本就在身上装着，下班之后或者病房管理时可以放开手脚地干，李景堂老师的纯中医思维和经方治百病的方法奠定了我传统的思维模式，李老师才是真正让我把手伸进面盆的人，得此良机，有谁舍得半途而废。"

随着患者陆续走进，师兄又开始了忙碌的诊疗。我注意到，走进来的患者中复诊的占了大多数，师兄对每一位患者都会详细询问近况，哪些方面好转，哪里还有不舒服。此时一位初诊患者进来，师兄看了一下说："你看这个人的脸红成这样，这就是《金匮要略》中说的阴阳毒。"我听到这个耳熟能详的病名，却没有见过的真实病例描述，竟然一头雾水。师兄大概看出了我的尴尬，继续讲解道：《金匮要略》一开始就讲了痉、湿、暍三个病。你看人体 60% 是水分，水液代谢、津液分布异常，首先表现为人体津液不足，经脉失养……"师兄缓缓道来，思路清晰，分析透彻。举重若轻之际，药方已经开好。我也上了一堂生动的中医门诊课，那天的上午就是在这样酣畅淋漓地体验中结束。

后面师兄出诊的日子，我有幸跟诊了几次，每次候诊大厅都是满满等待看诊的患者。候诊应当说是患者心情比较焦急的过程，每个患者都希望自己有更多的时间与专家沟通和交流。师兄扎实的理论功底和幽默诙谐的语言有时能把患者逗乐，缓解了患者的紧张情绪，他对每一位患者都和声细语，专家与患者最好的交流与沟通在这个空间演绎着一首和谐、博爱的交响曲，有的患者已经看完了依然不肯离开，坐在一旁静静地倾听着专家对他人病情的分析诊断，并且发自内心地感叹：这样的看病，真的是太受益了。诊治的过程中，师兄常常是边看边讲边分析，每个处方都能找到原文和出处，他让我们下载软件，查条文，背经典，经常挂在嘴边的是"张仲景如何说的，如何开处方"，也常常告诫我们《金匮要略》就是一部肿瘤史，好多肿瘤疾病

王三虎 经方医案·杂症篇

的治疗可以在那里找到答案。师兄的话也让我不由再次体会到当年老师的教导:"用疗效说话,用医德立足,遇到疑难病症开的处方不能杂乱无章。"师承相传,真可谓"共历杏林甘与苦,同出师门鼓与呼"。师兄对待病情胸有成竹,处方用药思路清晰,每一次都带着我们重温经典。我们跟诊的时候拼命学习,尽量详细记录,然后再对条文,一点一点消化。有时还没消化好又到了师兄出诊的日子,感觉时间过得好快啊!

"丹心承岐黄,仁术济四方",临床疗效是中医的生命力,中医药以他纯朴的疗效,代代相传,根脉不息!这一点在师兄那里体现得淋漓尽致。在长期从事肿瘤疾病的诊疗工作中,师兄坚持疗效是硬道理。他把张仲景《伤寒论》及《金匮要略》中所讲的很多条文精细分解,用于指导临床实践,取得了十分满意的疗效。同时他基于多年实践经验,提出的"风邪入里成瘤说""燥湿相混致癌论""人参抗癌论""肺痿可从肺癌论治"等学术观点并应用于临证,不断地推动着中医学的发展。

三虎师兄在临床实践中不懈追求、善于总结;在理论上勇于探索、推陈出新。他数年如一日坚守着"读书、看病、写文章"的好习惯,十多年来他的不少著作深受读者好评,如《中医抗癌进行时》《我的经方我的梦》《经方人生》《中医抗癌临证新识》《肿瘤专家论坛》等都多次再版。真是熟读王叔和、不如临证多。在中医蓬勃发展过程中,继承和发扬中医学必须要理论与实践相结合,用生动活泼的、实实在在的案例来阐述宝贵的老经验和新认识。

这本《王三虎经方医案·杂症篇》,凝结着师兄在中医诊疗领域多年的经典案例,记载了大量的实践总结,还包含了他最新的探索与感悟。在师兄大作出版之际,作为同门师兄弟,我受托作序,不亦惶恐。好在有师兄的不断鼓励,我也就通过他的临证及近两年来的跟诊感悟,结合拜读师兄多本著作后的切身体会,有感于师兄遵经典而不囿于书本的实事求是与大胆创新,乐以为序!

李强

2022 年 11 月 23 日于西安曲江三和艾灸

自
序

《王三虎经方医案》(包含《肿瘤篇》《杂症篇》，下同)《王三虎经方医话》(包含《临证篇》《感悟篇》，下同)的问世，是对我50多年学医行医生涯的拾遗补阙式的收集总结。在这个时候该对我的学术发展历程，尤其是面临困惑和未来方向做一个清晰而有价值的认识。如果只是谦虚有加，而不真实剖析，难免落入俗套，有虚伪之嫌，于读者无益，也不符合我的个性。

我是从《伤寒》起家的，十几年来在肿瘤临床对《金匮》却情有独钟，心得不断。近一两年又回归《伤寒》，发现更新。但和当今活跃的王琦院士、全小林院士、黄煌教授等经方家相比，自愧弗如，临床应用面还不够多，理论深入探讨少。原文粗略读过，感悟失之于浅。即便如此，在上接《内经》、下沿《千金》方面缺略更多，不能自成体系，融会贯通。金元四大家知之更少，张景岳、叶天士诸家则难于深入。这表现在我以往的文章和书籍中，就显得单薄而不厚重，平庸而少上乘。

我非常欣赏且多有受益于王旭高的这段话："医虽小道而义精，工贱而任重。余自习医以来，兢兢业业，造次于是，颠沛于是，历经卅余年，成就些微事业，多从困苦勤慎中得之。汝辈学医，且将游戏念头，删除净尽，然后耐烦做去，何愁不日进于高明。"甚至暗自叹息，先贤已经把我想说的话提前说了。所以在这本书的医话中，我还是秉着该说就说的原则，否则，很快就可能被后学抢先了。

当我还是中级职称的时候，我就想专家应该是阅历丰富，世事洞明，气宇轩昂，患者追捧，对大多数疾病有把握，知道疾病的前因后果，知道什么方什么药什么量能治，不用什么方什么药什么量就不能治，用了什么方什么药什么量还不能治就不治。

现在，专家也算是专家，名医也算是名医，患者群也不算小，但和当初的期望相比还有距离，和明医相比呢，差距更大。主要是按部就班，按既有套路常规行事的多，真正静下心来，就一个病例反复揣摩斟酌推敲的机会太少，治好了则沾沾自喜，无力回天了则唉声叹气。寒热胶结则寒热并用，燥湿相混则润燥兼施，虚实夹杂则补虚泻实，看似药证相符，实则缺少战略上的步骤。

古人所谓隔二隔三的治法，我就很少想到；战术上的进退思量和明确方案少，中西互补、剂型等都不成体系；辨病上沿用西医的多，挖掘文献得出指导临床的新观点少。满足于现有的肺癌、胃癌、肝癌等几个常见病症，远不能适应临床需要；辨病上归纳的多，辨析的少；治法上守成而沿用的多，预知未来而主动改变，治病于未然者少；用方上合并不厌庞杂，却不大注意精炼；用药上平稳有余而担当不足，重视正作用且忽视副作用，偏僻药用得少，对药用得少，禁忌考虑得少。这都在医案医话中表现出来了。诸君一看便知，所以还是我主动说出来好一些。但若真能得到方家一些批评意见，一定比我说的要高明得多、有用得多。

还有，书上写的都是成功案例，那失败的呢？有多少是从自己身上找原因呢。当然，其中的原因还真不是好找的。即使找出了某些疏漏或过失，也未必有胆量有机会写出来晒晒。咫尺天涯，这正是我和明医相比的结果。古语云：知耻而后勇，知难而思进。余虽不敏，请事斯语！

《王三虎经方医案》是这些年来我出过的几本原创书的剩余部分，内容繁杂而不系统。如《中医抗癌进行时——随王三虎教授临证日记》《中医抗癌进行时——随王三虎教授临证日记Ⅱ》《中医抗癌进行时——随王三虎教授临证日记3》《中医抗癌进行时4·随王三虎教授临证日记》《我的经方我的梦》《经方人生》《中医抗癌临证新识》《王三虎抗癌经验》中已经公开过不少医案了，尤其是包含着"寒热胶结致癌论""燥湿相混致癌论"观点和海白冬合汤、葶苈泽漆汤、软肝利胆汤、保肝利水汤、通不三升汤、全通汤等自拟方的部分，本书就不再重复。如发病率最高，诊疗经验最多的肺癌医案，本书则例数偏少，就有这方面的原因。

若读者能由此体会出肿瘤医生"功夫在诗外"的话，我就很佩服你了。当然，我的私心在这本书中也暴露出来了，因为我把压箱底的都放在这里了，如果把自认为价值大的医案不私藏一些，都让学生以日记形式等写在《中医抗癌进行时——随王三虎教授临证日记》中，我就不是第一作者了，也不能引起大家足够的重视和系统的认识。而且，这两本书99%都是我亲力亲为的（个别由学生根据录音整理的都在文末注明）。这么多的内容，爱女王欢的挑刺改错、整理润色也功不可没。

值得强调的是，近4年的医案占比很大，一个是我退休了，有更多的时间和精力，另一个是阅历丰富了，认识深刻了，值得记载的多了，还有就是"王三虎"个人公众号的建立，既为我热蒸现卖提供了方面，也为本书大多数医案的证据追寻提供了有效途径。这种联动在以往几乎是不可能的。

说实话，我最初是看不懂医案的，尽管老前辈夸奖医案功绩的大有人在。四十岁后，我才从《叶天士医案大全》读起，渐渐读出味道。因为，临床疗效不好的地方，看看高人的思路和方法，就会有"山重水复疑无路，柳暗花明又一村"的感觉。反之，初入临床，完善基本功阶段，是不需要多看医案的。所以，我写的医案，也多是自感效果良好而且方法有异于教科书或者人所共知，还能启发思维者。常规的方法尽管也有不少效果好的，也就不便一一列举了，如果把这些常规的东西罗列出来，尽管可以满足著作等身的虚荣，编辑不愿意，出版社不愿意，关键是读者不愿意。"狗咬人不是新闻，人咬狗才是新闻"，我们写医案，要有这个意识。对于医案医话，我最初是受《岳美中医案医话》启蒙的。但我搞不清医案、医话的区别。时日已久，方才体会出，医案就是有案可查，详细具体，有头有尾；医话则是天马行空，形散而意不散，强调悟性、思路、方法和启迪，更有挂一漏万、抛砖引玉之意。在这个意义上说，医案、医话互补。

人常说文如其人，字如其人，书如其人。这肯定是指老年以后定型之作。对于我个人医案这部书，我希望内容能像我的形体一样丰满，装帧比我的外貌耐看，传播的范围比我的脚步更远，学术生命比我的年龄更长。书在，我就在。当然，粗浅之处，恐所难免。"尽吾志也，而不能至者，可以无悔矣"。

子曰："学而时习之，不亦说乎？有朋自远方来，不亦乐乎？人不知而不愠，不亦君子乎？"在这四本书即将出版之际，我的心情和孔老先生一样，也就是：我这本书问世以后，我的学说得以在当代流传而时兴的话，那不是很快乐吗？退一步讲，如果没有广泛传播，但有内行学者从远方来向我请教、探讨，那也不错啊？再退一步说，即使反响很小，这是信息渠道不畅，人家没看到，不知道出了这本书，那自己就大气一点，不必耿耿于怀嘛，是金子总会发光的。

需要特别提出的是，原第四军医大学 91 岁的老教授刘鉴汶主任，他是我的伯乐、榜样和忘年交，在这四本书即将出版之际，赐墨宝以壮行色，感激不尽。深圳市宝安区中医院吴凡伟副院长、师弟李强的序也为拙著增光添彩，中国中医药出版社刘观涛主任大力支持，一并谢过。

《易经·系辞上传》谓："出其言善，则千里之外应之。""出其言不善，则千里之外违之。"此书既出，是善是恶，知我罪我，悉在读者诸君。

王三虎

2022 年 11 月 28 日于西安过半斋

王三虎

经方医案·杂症篇

目 录
MULU

第一章　神经系统疾病

经方医案·杂症篇

王三虎

第六章　泌尿系统疾病

第七章　血液病

王三虎

经方医案·杂症篇

第十章　内科杂病

第十一章　五官疾病

神经系统疾病

第一节　神经性呕吐

姚某，女，22 岁，西安某厂工人，1992 年 12 月 10 日于西京医院中医科就诊。

主诉：食入即吐 3 年。

3 年前不明原因出现饮食入胃即吐，无论何种饭菜皆然。曾反复在各地经大医院求诊，均以"神经性呕吐"治疗，先后住院 4 次，中西药均不能达到止吐目的。

刻诊：形瘦骨立，面容枯槁，肌肤甲错，神情淡漠，行走需人搀扶。饮食入胃即吐，口唇干，饥难忍，大便干结、五六日一行，舌稍红而干，苔薄，脉弱。

细询曾用大黄甘草汤稍见效，继之复然。按说食入即吐是胃火，当用大黄甘草汤。但用之见效却不能完全止吐，可见并非只属胃火，因此辨证为寒热错杂于中，气机升降失常。又考虑到患者巩膜有蓝点，虽非虫证的确征，但在诸多寒热并用方中选用乌梅丸为妙。

处方：

乌梅 12 克	细辛 6 克	肉桂 4 克	干姜 10 克
附子 8 克	川椒 10 克	黄连 12 克	黄柏 12 克
当归 12 克	党参 12 克		

3 剂，日 1 剂，水煎服。

药后自述呕吐稍减，胃中饥饿，可嚼食少许饼干。继用前方 3 剂，已每日可食饼干 3 两，胃中饥饿不止，仍不能进其他饮食，舌红略减，脉弱。守方再服 6 剂。

已能食少许蔬菜，饼干每日半斤，仍不能止饥饿，又现烦躁，此乃身体亏虚已久，胃气渐复，积胀太多，寒邪已减去大半。

嘱尽量饮以稀粥，食以菜泥肉沫，滋养肠胃，不可食之过量，缓图为功。前方去川椒、附子，加栀子 12 克，淡豆豉 12 克，麦冬 12 克。6 剂。

药后汤饮渐能入胃，大便复常，烦躁减，继用 6 剂痊愈。

按语：寒热错杂所致的疑难病证，有时单凭脉证尚难分辨，细询病史非常重要。本例屡用中西药，唯大黄甘草汤曾取效一时，可知胃中寒热并存，用寒药胃热稍清，而胃寒又甚，稍用尚可，多用复然。据此，竟用乌梅丸收效，亦统观全局、详问病史之一得。

第二节　上热下寒

许某，男，25 岁，白水县职工，1993 年 8 月 13 日初诊。

自述头、面、胸、胃发热，头重，骶臀寒凉，腹痛 5 年。从学校到工作单位，服用滋阴潜阳、引火归原之类中药百余剂，不但丝毫无效，且有老医用附子、干姜竟各达 30 克后热增寒加，痛苦异常。

刻诊：舌偏红，中苔稍黄，脉弦。思患者 20 多岁，何以肾虚至如此，况用药不效反见加重，分明证属上热下寒、寒热格拒，用仲景干姜黄芩黄连汤加通行督脉之药。

处方：

干姜 10 克　　　黄芩 12 克　　　黄连 10 克　　　党参 12 克
鹿角霜 12 克　　生甘草 10 克

4 剂，水煎服。

药后寒热均减，头目清爽，继用上方 5 剂获愈。

按语：《伤寒论》第 359 条："伤寒，本自寒下，医复吐下之，寒格，更逆吐下，若食入口即吐，干姜黄芩黄连人参汤主之。"可见本方是为误治造成上热下寒、寒热格拒之呕吐而设。

本例虽无呕吐，但病机总属上热下寒、寒热格拒，活用本方以清上温下，加鹿角霜通督脉而收显效。谨守病机，注意方法和思路上的改进，是治疗疑难病证的经验之一。否则，难免步人后尘，重蹈覆辙。

第三节　先天性脑血管异常

覃某，女，56 岁，柳州市人，2013 年 12 月 14 日初诊。

主诉：眩晕 30 余年，加重 3 年。

患者自述结婚后渐觉头晕，阵发性加重，时或昏仆，全身乏力，眼睑尤重，嗜睡畏寒，偶有气短，口干，喜呕，喜冷食，纳寐可，二便调，舌红，苔白干，脉缓。

3 年前行脑血管造影，确诊先天性脑血管异常。曾用多种中西方法乏效。

辨证：气血两虚，风火夹痰，上犯于脑。

以八珍汤、小柴胡汤、温胆汤加味：

党参 15 克	白术 12 克	茯苓 12 克	川芎 12 克
当归 12 克	赤芍 30 克	生地黄 30 克	柴胡 12 克
黄芩 12 克	半夏 12 克	生姜 12 克	陈皮 12 克
竹茹 12 克	白芍 12 克	泽泻 12 克	黄芪 10 克
升麻 8 克	天花粉 20 克	钩藤 20 克（后下）	蒺藜 30 克
天麻 15 克	葛根 30 克	僵蚕 12 克	甘草 6 克

3 剂。

其人自己主张 1 剂药服 2 天。1 周后复诊效显，再开 5 剂。

2014 年 3 月 30 日，原方 10 剂。

2014 年 6 月 12 日，患者自谓痊愈多时，近又反复，还开原方 10 剂。虽然我开玩笑说："我的地盘我做主。"但还是原方照旧。2014 年 9 月 14 日第 5 诊，头晕又发，原方 7 剂。

2014 年 12 月 26 日来诊，述今日头晕又发，但 1 年未再昏仆，十分感谢云云。察其舌光少津，乃日久阴伤之象，上方加枸杞子 12 克，五味子 12

克，熟地黄 30 克。

以后半年来诊 1 次。惜 2017 年 7 月初电话预约时，我已退休，告老还乡。

第四节　命名性失语

冯某，女，55 岁，2016 年 1 月 6 日初诊。

以"记忆力减退 1 个月，不能说出任何人名字半月"为主诉来诊。

纳可，眠可，二便可，无明显不适。舌暗红，苔薄黄，脉数。病属中风。证属风火相煽，脑失所养，以小续命汤加减，祛风养脑。

处方（颗粒剂）：

桂枝 1 袋	淡附片 1 袋	川芎 3 袋	麻黄 1 袋
党参 1 袋	白术 1 袋	白芍 1 袋	炒苦杏仁 1 袋
防风 1 袋	黄芩 2 袋	防己 1 袋	甘草 2 袋
天麻 2 袋	葛根 2 袋	羌活 1 袋	炙远志 1 袋
石菖蒲 1 袋			

25 剂。

2016 年 2 月 1 日复诊：患者自述服上方 5 剂，就能叫出儿女名字。现患者对答正常，舌红，苔黄，脉数。上方加胆南星 2 袋，增加清热化痰之力，继服。痰热去则风孤易散耳。

按语：头位顶颠，唯风易达。突然起病，无非风邪之善行而数变也。舌红，苔黄，脉数，风火相煽之明证。突然失语，与脑失所养有关。

头为诸阳之会，故以治疗六经中风的小续命汤为主方，加天麻 2 袋、葛根、羌活增强祛风之力，再加养脑的炙远志、石菖蒲，则效可期也。

第五节 癫痫

崔某，男，36岁，陕西宝鸡人，2018年9月7日于西安市中医医院国医馆初诊。

癫痫20余年，口苦，多食易发作，平素失眠，舌淡胖，苔白，脉沉。

据经验癫痫多属太阳少阳合病，风火相煽，痰热上扰，心肾不交。该患者食多则发作，必兼宿食。柴胡桂枝汤合定志丸、交泰丸，泻风火，化痰热，安心神，通心肾，消积食。

处方（颗粒剂）：

鸡内金2袋	生柴胡1袋	黄芩1袋	姜半夏1袋
红参1袋	生姜1袋	炙甘草1袋	大枣1袋
甘草1袋	桂枝1袋	白芍2袋	石菖蒲3袋
茯苓1袋	制远志1袋	黄连3袋	肉桂1袋

用法：每天1剂，每剂400mL，分2次口服，免煎，60剂。

2018年11月7日复诊，未再大发作，偶一两秒在脑中闪过，食多易发，白痰多，睡眠改善，舌淡胖，苔厚，有齿痕，脉细弦，上方60剂。

2019年1月7日第三诊，2次饮食过多后发作，症状程度有所减轻，上方60剂。

2019年3月6日第四诊，偶有癫痫小发作，痰多，纳差，睡眠，大小便正常，舌淡胖，有齿痕，脉滑。上方加山楂2袋，神曲1袋，红花1袋，桃仁1袋，苏子2袋。60剂。

2019年5月8日易圣堂国医馆第五诊，服药约240剂，仍有小发作。详细问诊，发则有痰，脖子僵硬作响，发作前胡思乱想，注意力不集中，1天左右，纳差，食多胃不适，积食多易发作，每在中午1～2点发作，发则鼻梁青，口已不苦，舌体胖大，有齿痕、裂纹，脉滑。病有好转，三分去其一。

重新辨证，脾胃为生痰之源，胃不和则九窍不利。风痰上犯，清窍被蒙，治法以培土息风、化痰镇惊为主，养阴滋肾为辅，矾金丸和六君子汤加味。

处方：

白矾 5 克	郁金 20 克	石菖蒲 15 克	远志 10 克
生晒参 10 克	茯苓 15 克	姜半夏 15 克	陈皮 10 克
炙甘草 10 克	莱菔子 12 克	神曲 10 克	磁石 15 克
山药 20 克	白蔹 10 克	防风 10 克	白术 12 克
白蒺藜 30 克	葛根 30 克	薏苡仁 30 克	木瓜 10 克
珍珠母 20 克			

60 剂，水煎服，每日 1 剂。

2019 年 8 月 2 日第六诊，家属及本人异口同声，不枉上次苦心思虑，改弦易辙。服上方效果显著，小发作由每月五六次减为一两次，且程度轻微。本应效不更方，但患者要求颗粒剂，乃依上方原量予服。尚缺白蔹和珍珠母，姑且不用，60 剂。

2021 年 5 月 7 日：停用西药 1 年，癫痫未再发作，仍坚持每两三个月复诊一次，沿用以上方药。

按语：癫痫作为疑难病，我们用柴胡桂枝汤确有效验，因而容易因循守旧、故步自封。该患者就诊场所的变动，促使我重整旗鼓，另作计议。效果超前，情理之中，意料之外，关键是给我们提供了治疗癫痫的后备方法。

第六节　癫痫、精神狂躁症

2018 年 1 月 20 日收到河南驻马店的邓先生的微信，信中说："王教授您好，我是 2018 年 1 月 7 号慕名去驻马店市中医院听了您的课，课后请您为我父亲开了方，到今天吃了 10 天了，神志恢复了好多，情绪也有所稳定，就是每天早上四五点钟发虚汗，热得不行。还望您抽空回复。"

我回信："请把当时的病情和舌苔脉象发给我。"

回信："我父亲患癫痫病和精神狂躁症已经有两年了，各处治疗一直都没有好，最近反而越来越严重了，我们一家人也因为这个事忧心忡忡。因为病情很复杂，得病时间又长，我担心说得不清楚，我把2017年3月在驻马店市精神病院住院时的出院证发给您，上面有病情记录。您的处方：

柴胡 12 克	黄芩 12 克	姜半夏 15 克	龙骨 15 克
煅牡蛎 15 克	人参 10 克	黄连 9 克	陈皮 12 克
茯苓 12 克	枳实 12 克	竹茹 12 克	远志 9 克
石菖蒲 12 克			

现在吃饭还行，大小便正常，好睡觉，没精神。"

驻马店市精神病院 4 月 20 日出院证病情摘要如下：患者邓某，男，64岁。2017 年 3 月 13 日入院。

患者阵发性肢体抽搐 1 年，躁动，乱语 4 天。既往发病时四肢抽搐伴呼之不应，口吐白沫，两眼上翻，伴摔伤咬伤，口唇发绀，发作后有头痛，一般半小时后恢复正常。发作无规律，多于夜里发作。

近两个月来，病情加重，严重时一天发作两次。最近 4 天，患者出现在家乱找东西，彻夜不眠，躁动，有时骂人，拒接进食和服药。出院诊断：①谵妄状态。②症状性癫痫。③腔隙性脑梗死。④脑白质脱髓鞘改变。⑤脑萎缩。⑥冠心病。⑦心肌梗死搭桥术。⑧高血压 3 级（极高危组）。⑨脚面感染。

我回信说："好的，知道了。原方加黄柏 12 克，砂仁 6 克，甘草 12 克。"

2018 年 3 月 31 日邓先生微信："……我爸喝了您开的方子，到今天已经 80 天了，恢复得特别好，除了记忆力有点差，别的就跟正常人一样了，以前的病症基本都没了，就是问您一下以后还喝不，喝多长时间，希望您有时间回复一下，真心向您表示感谢！"

我回复："方不变，吃够 100 剂停药观察。"

按语：根据家属叙述，我判定证属痰热扰心、胆经不宁，用经方柴胡加龙骨牡蛎汤合黄连温胆汤，其中已包括了《备急千金要方》的大定志丸（人参、茯苓、石菖蒲、远志），其次加用了益髓伏火的封髓丹（封髓丹出自《御药院方》，方由黄柏三两，缩砂仁一两半，甘草二两组成，功能降心火，益肾水，主治心火偏旺、肾水不足之心肾不交、虚火上炎诸症），获得较好疗效，正应了孙思邈的话："人之所病病疾多，医之所病病方少。"想看好病，就是要有方子。

第七节　蛛网膜囊肿

霍某，男，21岁，广西平南人，2013年3月19日初诊。

主诉：偶有头晕1年，CT查出蛛网膜囊肿10天。

面黄，伴咽喉肿痛，舌红苔，薄黄，脉滑。10天前在广西壮族自治区脑科医院诊断为枕大池蛛网膜囊肿。

CT示：枕大池直径19mm类圆形脑脊液样密度影，边界清楚，密度均匀，CT值约10HU，相邻颅骨受压，骨质稍变薄，光滑。

证属痰热上蒙清窍，浊阴不降。泽泻汤加味，升清降浊，化痰开窍。

处方（农本方颗粒剂）：

泽泻20克	白术10克	石菖蒲6克	远志6克
半夏12克	天麻6克	射干10克	连翘15克
牛蒡子10克	甘草10克		

每日1剂，开水冲化，分2次服。

服药平顺，4月18日、6月19日各取原方30剂。2013年7月19日第4诊，头晕及咽痛略轻，舌红，苔黄厚，脉滑数。复查CT却无明显变化。考虑经济等原因，乃改汤药并加强清化痰热之力。

方用：

泽泻30克	白术10克	石菖蒲6克	远志6克

半夏 12 克	天麻 6 克	射干 10 克	连翘 15 克
牛蒡子 10 克	甘草 10 克	生石膏 40 克	山慈菇 12 克
胆南星 10 克	黄连 6 克	瓜蒌皮 12 克	桔梗 10 克
玄参 15 克	麦冬 12 克		

60 剂，水煎服，每日 1 剂。

2013 年 9 月 17 日第 5 诊，症状消失，舌淡红，脉弦。脑科医院 CT 复查未见异常。上方 10 剂以巩固疗效。

第八节　风邪入里

（脱髓鞘病、糖尿病、脂肪肝等多种病症同患）

河南徐某，男，59 岁，百病缠身 5 年，辗转多方，求医未果，于 2015 年 5 月初通过我女儿提前转交自述 5000 多字的病史资料求诊。

除详述病史，还列出身患的糖尿病、脂肪肝、前列腺增生、阳痿、脑供血不足、皮肤过敏、耳鸣、脑动脉硬化、颈椎病、肩周炎、脱髓鞘等多种病症。

及其来诊，面述病史，仍滔滔不绝。由其父母开头，继而自己少年时始，从头至脚，不厌其烦，唯恐有所遗漏。

问及现在最主要不适，乃述左半身不自主抽搐"非常严重"，而耳鸣、皮肤瘙痒为次之之主诉。因其主症，辨为风邪入里之证，以小续命汤为基本方治之。

6 月 1 号复诊，喜形于色，自述服药 4 周左右，现腹泻止，瘙痒消，抽搐能自我控制，颈肩轻松，唯耳鸣依旧，舌有瘀斑，脉弦。

效不更方，唯改颗粒剂：

| 桂枝 1 袋 | 淡附片 1 袋 | 川芎 1 袋 | 麻黄 1 袋 |
| 红参 1 袋 | 白芍 3 袋 | 杏仁 1 袋 | 防风 2 袋 |

黄芩 1 袋	防己 1 袋	甘草 3 袋	天麻 3 袋
龙骨 2 袋	牡蛎 2 袋	珍珠母 2 袋	黄连 3 袋
肉桂 1 袋	龟甲 1 袋	骨碎补 1 袋	蒺藜 2 袋
蝉蜕 2 袋	僵蚕 2 袋	乌梅 1 袋	姜黄 2 袋
羌活 1 袋	黄芪 3 袋	葛根 2 袋	

30 剂，日 1 剂，冲服。

2015 年 10 月 5 日第六诊，手足抽搐十去其八，余症均已消失。效不更方，继用原方 30 剂。

自按：此患者病症繁多，然半身抽搐、身痒耳鸣为主，"风为百病之长"，风邪入里，是其主因。小续命汤，如其方歌所云"六经风中此方通"，故用以为治，获得显著疗效。

袁炳胜按：此患者，自幼多病，现查见糖尿病、脂肪肝、前列腺增生、阳痿、脑供血不足、皮肤过敏、耳鸣、脑动脉硬化、颈椎病、肩周炎、脱髓鞘等多种病症，内外表里、脏腑经络、营卫气血、虚实寒热，无证不有。

考其部位，则不外表里；查其病性，不离虚实。审其根由，则表里内外之传变，寒热燥湿、内外之邪，则皆因乎风邪以出入也。而半身抽搐、皮肤瘙痒，则为风邪之确切辨证依据。

故以善治"六经风中"之小续命汤扶阳、益气，活血、温经、通阳、逐邪，用麻黄汤散在表风寒之邪、桂枝汤祛风和营卫，共同透达邪气于表。

然虚实互见相因，则需借正气以为鼓舞，方可建功，故用参附汤以辅助正气，而为根本大法；又加天麻、珍珠母、龟甲、龙骨、牡蛎、白蒺藜、蝉蜕、僵蚕以治半身抽搐及皮肤瘙痒内外之风，疏散与潜镇并用，黄连、肉桂以交通心肾，助主方以通阳；黄芩、乌梅者，合芍药以平肝息风，且防温药之燥热；葛根、羌活则助麻黄、桂枝二汤以祛外风，更助川芎、姜黄以活血通经止疼痛也。看似庞杂，然究其病之繁难，实则以简驭繁、治之以道也。

附小续命汤方歌：

小续命汤桂附芎，

麻黄参芍杏防风，

黄芩防己兼甘草，

六经风中此方通。

第九节　中风、百合病

我的网络弟子 2020 年 12 月 13 日微信："马某，男，63 岁。2020 年 12 月 13 日因突发昏迷伴大小便失禁 2 小时，由 120 急救车接入咸宁市人民医院呼吸内科。

近半个月来患者反复咳嗽咳痰，痰液为黄色黏液痰，不易咳出，患者未予重视，未就医治疗。2020 年 12 月 13 号上午 5 时家人发现其大小便失禁，呼之不应，拨打 120，由急救车至接送咸宁市人民医院。转运过程中患者呼吸困难，予吸痰后症状缓解。

患者既往有甲减多年病史，长期规律服药。无高血压、心脏病、糖尿病病史。入院查体：体温 36.5℃，P 110 次 / 分，律齐，R 30 次 / 分，血压 120/60mmHg，SPO2 85%，呈嗜睡状态，贫血面貌，浅表淋巴结未触及肿大，双肺呼吸音粗，未闻及干湿啰音。

入院后查随机血糖 3.4mmol/L，皮质醇 8 点 1.1μg/dL，0 点 1.84μg/dL，16 点 < 1.0μg/dL。CT 提示：①双侧大脑多发腔隙性脑梗死。②左肺下叶感染。③左侧胸膜局部增厚。

入院后诊断：①低血糖症。②肺部感染。③腔隙性脑梗死。④代谢性脑病。⑤甲状腺功能减退症。入院当日予补充葡萄糖，纠正电解质紊乱，抗炎及补充激素对症治疗。下午 3 时体温 39℃，仍然嗜睡。"

晚上 7 时左右，家属通过微信视频了解病情。我开处方：

生地黄 80 克	百合 60 克	麻黄 12 克	杏仁 15 克
石膏 40 克	甘草 12 克	菊花 30 克	天麻 15 克
葛根 15 克	防风 12 克	桔梗 12 克	射干 12 克

紫菀 12 克　　　　款冬花 12 克　　　　黄连 12 克　　　　姜半夏 15 克

瓜蒌 30 克

她说："刚刚开始我大脑一过性闪现射干麻黄汤，但是考虑脑神经病变，西医思维一出来，又丈二和尚摸不着脑袋，这个固有思维弄得我不会看病。"

我说："这是中风并百合病。风邪入里，痰热上蒙清窍，灼伤津液，心肺受损。用百合地黄汤、麻杏石甘汤、射干麻黄汤、小陷胸汤加祛风之药。"

3 天后她微信："甲减，低血糖，脑梗死，肺部感染，经服你的方剂咳嗽、咳痰症状好转，目前就是血糖低。"

我看了看舌苔，跟她说继续按上方服用。病情好转，该减量时就减量。

处方：

生地黄 30 克　　　　百合 40 克　　　　麻黄 12 克　　　　杏仁 15 克

石膏 20 克　　　　甘草 12 克　　　　菊花 30 克　　　　天麻 15 克

葛根 15 克　　　　防风 12 克　　　　桔梗 12 克　　　　射干 12 克

紫菀 12 克　　　　款冬花 12 克　　　　黄连 6 克　　　　姜半夏 15 克

瓜蒌 30 克

2020 年 12 月 20 日清晨，收到网络弟子微信："我的亲戚现在病情稳定，意识恢复，原来连自己女儿都不认识，现在意识都恢复了，大脑神经损伤已被降到最低。

这一次诊断：①重度低血糖。②肾上腺皮质功能减退。③甲减。④急性腔隙性脑梗死。⑤肺部感染。

中西医联合治疗把神经损伤降到最低值已经是非常了不起了，您功不可没，谢谢！"

按语： 大病复方，能起沉疴。没有经方，我也将无所适从。

第十节 中风·失语

邓某，男，90岁，2021年3月2日于广行中医门诊部来诊。

主诉：失语十余小时。

其女代诉。急诊入院：脑梗。冠心病、支架植入史。血压160～170/108mmHg。左侧胸水，大便一两天一次，舌红少津，苔燥裂。

辨病：中风失语。

辨证：真阴大亏，虚风内动，水停胸中。

治法：大补真阴，息风养筋，化饮利水。

方选：地黄饮子、泽漆汤。

处方：

生地黄 100 克	山茱萸 30 克	石斛 20 克	麦冬 50 克
五味子 10 克	石菖蒲 12 克	远志 10 克	茯苓 12 克
肉苁蓉 20 克	肉桂 5 克	附片 5 克	巴戟天 10 克
薄荷 12 克	泽漆 50 克	百合 30 克	天花粉 30 克

10剂，水煎频服。

次日其女微信："王教授您好，我父亲已能说话，下地走路了。汇报我父亲用药后的明显变化：昨天无法言语，滴状渗入中药，在渗入过程，也明显感觉他在主动吸入（比较意外，他以往总说喝不下去），用了3个小时，渗入口中一次药量的三分之二。

今早已说出简短话语。第二次已可用小勺喂饮。今晚第三次倒入碗里半袋，端碗喝下，计划三小时后再喂剩余半袋。由第一天失语，血压高，头痛，急救送入急诊，各种检查、家属签字。在饮用中药后身体状态有这么大的变化，可用神奇来形容。

感谢王教授高超医术、精准辨证，感谢您对病者的慈爱心，感恩中医的神奇，也为自己点赞，做了家人中的另类人，拒绝创伤治疗，坚信王教授的医术。再次感谢您。"

2021年3月13日其女微信："今日B超，胸腔积液由3月9日的左侧6.0cm、右侧的10.3cm，减到左侧2.6cm、右侧3.5cm。原肺积水情况好转，身体轻松多了；自述右侧不够灵敏，吃饭量正常，大便每天一次，不喜饮。"

回复：原方去浮小麦。

我将此案在公众号"王三虎"分享后，其女留言："感谢王教授分享父亲中风失语病案，让中医惠及更多病患。父亲天佑命大。回看治疗，若那天联系不到您，得不到及时用药；若诊治（当时家人有意向取栓、溶栓、抽肺积水、大量抗生素）方向、治疗方法选择错误，创伤及并发症极可能就要了一个90岁老头的命。老头遭罪，最后还会给出诊断无误。"

患者侄子也有留言："谢谢大夫王老师，我叔父这次有幸遇到老师的救治，也多亏了我妹妹的坚持！对于祖国的瑰宝中医我非常崇拜！它是世界上神秘朴实的医疗，是接地气的天人合一自然疗法！再次谢谢您！"

按语：地黄饮子是治疗中风失语的古方，屡用屡效。本患者又有阴虚水停，养阴利水的麦冬、百合、天花粉已是常规使用，泽漆之用针对胸水，起步50克，是学习张仲景的经验，对本病迅速起效功不可没。本案不吝篇幅大段引用家属原话，实在是原话的真实生动，详细具体，情真意切，眼界宽阔感动了我。是的，让我们共同"感恩中医的神奇"吧！

中医绵延至今，中医爱好者功不可没。因为中医就是古代知识分子学养的一部分。《论语·为政》："孟武伯问孝。子曰：父母唯其疾之忧。"从另一个方面来看，关心父母的疾患，这不是孝子的表现吗？能做到这一点，对中医的坚信固然重要，不落俗套，敢于担当何尝不是孝心的表现呢！

2022年2月26日，其女在我的网络弟子群发信息："感恩王教授，我93岁的父亲脑中风和肺积水得到您治疗后，生活质量大大提高。

前面三年整个冬季几乎不出门，可去年这个冬季，只要不是大风大雪，都会出外。有时会后怕，当时选择治疗如有失误，不知老人家要遭多少罪。看着老父亲轻松呼吸，自如行走，真是感恩有幸遇到老师。"

回曰："你是个有心人。你的文字，是对中医治疗中风的远程效应的观

经方医案·杂症篇

王三虎

察——不仅治疗中风，还将使人不再怕风！"

第十一节　中风·昏迷

陈某，男，75岁，陕西富平人。2020年7月8日上午于西安易圣堂国医馆初诊。

昏迷昏睡、时清时昧三天。膀胱结石、前列腺增生伴尿道狭窄手术后1周，出现上述情况。院方要求出院转诊。

刻诊：由家属架扶而入，重病容貌，反应迟钝，时清时昧，顷刻昏不识人，吐涎，气息壅塞不通，喉中痰鸣，不能对答。使其平躺检查床。20分钟逐渐神清时亦不能正常对话，低头不语。家属代述痰中带血，背痛，舌淡红，苔薄水滑，脉沉。

辨病：中风、昏迷。

辨证：体虚受风，病入少阴，痰迷心窍，病情危重。

治法：

（1）建议入院急救。

（2）复方鲜竹沥口服液，每日3次，每次2支。

（3）安宫牛黄丸3丸，每日1丸。

（4）通脉四逆汤加减，3剂，每日1剂，水煎服。

处方：

制附片30克	干姜12克	甘草10克	细辛9克
桔梗10克	射干12克	生晒参12克	葱白2根

童便20mL

2020年7月10日网诊：其子微信告知效果良好，神志渐清。痰涎壅塞，呼气不畅。先按首诊2～4条施治。

另寄颗粒剂，化痰开窍。黄连温胆汤合定志丸加减。

处方：

黄连 6 克	竹茹 12 克	枳实 15 克	姜半夏 15 克
陈皮 12 克	茯苓 12 克	甘草 10 克	紫苏子 15 克
人参 10 克	远志 10 克	石菖蒲 12 克	天麻 12 克

20 剂。每日 1 剂，水冲服。

2020 年 7 月 26 日西安市天颐堂中医院第三诊：患者笑容可掬，自己缓行入室，神志清楚，对答流畅，眼袋突出。

自述乏力明显，呼气性呼吸困难，下肢沉重无力，头皮及前胸疼痛，不可触碰。右侧牙痛 5 天，无汗，小便可，睡眠一般，纳差。

昨日一个肉夹馍未吃完即腹泻。舌淡胖，苔白，脉滑。

辨病：中风。

辨证：风邪入中，肾不纳气。

治法：再祛风邪，补肾纳气。

方选小续命汤合人参蛤蚧散加减。

处方：

桂枝 15 克	制附片 15 克	川芎 15 克	麻黄 15 克
生晒参 15 克	白芍 15 克	杏仁 15 克	防风 30 克
黄芩 10 克	防己 15 克	甘草 10 克	茯苓 30 克
白术 20 克	蛤蚧 1 对		

7 剂。每日 1 剂，水煎服。间断服用已有之颗粒剂。

2020 年 8 月 7 日第四诊，症大减，前 4 天效果明显，后小有反复。唯皮表疼痛不敢触碰，腿软不足以站立，纳减。舌红，苔薄，脉滑。风邪出表之征，乘胜追击是务。上方加肿节风、石南藤、豨莶草、老鹳草、白蒺藜各 30 克，龟甲 20 克。20 剂。

按语：本案是我 40 多年行医生涯中门诊最惊险的急症。虽然陈修园有"人百病，首中风。骤然得，八方通。闭与脱，大不同"之说，但到临床实际则往往虚实夹杂，闭脱难分。

本案急救扶阳，开窍通闭，标本兼治，取得疗效，转危为安后，再从痰从风论治，从容不迫，缓慢收功。唯年老之人，下元空虚，不用血肉有情之品，难中肯綮，蛤蚧、龟甲补肾填精，事出必然。

第十二节　脑出血

2018 年 1 月 21 日接二虎来电，伯母骨折手术后两天突发脑出血。医院准备全麻下开颅手术，征求我的意见。我在淄博，斟酌再三。患者年届九十，昏迷不醒，大手术之后，正气不支，虽有颅内出血，恐难承受刀针之重，保守治疗当为上策。

通过微信询其近日大便干结，视其颧红如妆，鼻旁瘀斑，舌红绛少津，不识人，几同谵语。张仲景谓"谵语者实也"，急下存阴言犹在耳，故通腑泻实，引血下行，增水行舟。恰逢其时，乃以小承气汤为基本方。

处方：

大黄 12 克	甘草 12 克	枳实 15 克	厚朴 15 克
生地黄 30 克	麦冬 30 克	白芍 20 克	栀子 12 克

3 剂，急煎，1 日 1 剂。

服药 2 剂，便通神清，气力低微，失眠烦躁，舌象如前。乃于 24 日起改用益气养阴、清心除烦、凉血活血法，取生脉散意。

处方：

西洋参 10 克	麦冬 15 克	五味子 9 克	黄连 6 克
栀子 10 克	生地黄 30 克	牡丹皮 10 克	赤芍 15 克

本方服用至 2 月 16 日，知其失眠仍在，大便干结，仍用大黄通腑泻实，行血活血，加重黄连，再加肉桂，取交泰丸交通心肾、引火归原之意，再加酸枣仁养血安神。

处方：

西洋参 10 克	麦冬 15 克	五味子 9 克	大黄 9 克
黄连 9 克	肉桂 3 克	栀子 10 克	生地黄 30 克

牡丹皮 10 克　　　赤芍 15 克　　　酸枣仁 20 克

2019 年 4 月 6 日，伯母已在街头享受春天里的阳光了。

第十三节　一氧化碳中毒后迟发性脑病

病案 1

孙某，男，52 岁，陕西省合阳县人，1998 年 3 月 16 日就诊，由家属代述病情。

3 个月前因取暖发生煤气中毒，家人发现时已处于昏迷状态，经当地县医院抢救，6 小时后恢复意识，常规治疗两天后出院，留有头痛、头晕、急躁易怒等。

4 周后头痛、头晕加重，记忆力明显减退，行走困难，逐渐昏不识人，胡言乱语，二便失禁。在当地县医院治疗 20 多天无效，转入某医院神经内科，虽按一氧化碳中毒后迟发性脑病，用高压氧、氦氖激光、神经生长因子等治疗 35 天，仍无明显效果。乃转入本部住院，要求中医治疗。

刻诊：目不识人，语无伦次，掷手扬足，二便失禁，面色偏红，食欲旺盛，喜饮水，小便黄，舌质红，舌苔黄厚腻，脉滑数。

辨证属邪毒未清，痰热内盛，上扰心神，蒙蔽清阳。当以清化痰热为主，兼以解毒开窍，选《备急千金要方·卷十二》的温胆汤为基本方，药用：

半夏 12 克　　　茯苓 12 克　　　陈皮 12 克　　　甘草 12 克

枳实 12 克　　　竹茹 12 克　　　胆南星 10 克　　　黄连 8 克

石菖蒲 10 克　　　远志 6 克　　　天竺黄 10 克

每日 1 剂，水煎服。

3 天后，话语减少，15 天后偶有短暂的意识清醒和二便的要求。至住院 30 天出院时，二便能自知，可以回答简单问话。舌红及苔黄厚腻见退，脉仍滑数。自述头痛、头晕，多梦失眠，仍以前方为主，据症酌选天麻12克，菊花12克，蔓荆子12克，白芷12克，薄荷10克，丹参30克，赤芍15克，川芎12克，炒枣仁20克，生龙牡各30克，党参12克，炙黄芪30克，枸杞子12克，熟地黄15克，山茱萸12克等加入。每周6剂，每次开药12～24剂。

出院1个月后神志清爽，二便自如。3个月后恢复村支部书记工作。其间偶有轻微的反复和其他问题，均以中药应对，前后坚持1年半，服上药近500剂，终获痊愈。2003年元月电话回访康复如初，无任何不适。

按语：一氧化碳中毒后迟发性脑病的发生率约占急性一氧化碳中毒的9%，目前治疗效果不佳。单纯用中药治疗的报道很少。日本福冈（1999年）报告156例一氧化碳中毒后33年的随访结果：96.8%的患者有健忘、易怒、头痛、失眠等，72.4%的患者出现人格改变，包括意志减退、幼稚、自制力缺乏等（昏迷6小时以上者情感脆弱和幼稚更为显著），68.6%的患者出现智能障碍，48.7%的患者有神经系统症状。

中医学认为，一氧化碳中毒所表现的头痛头晕、恶心呕吐、高热惊厥、皮肤及黏膜樱红色甚或意识模糊、嗜睡、昏迷等症状，其病机是毒邪入内，化痰化热，上则蒙蔽清窍，扰乱神明之府，下则阻于三焦通道，影响气机运行。而本例对一氧化碳中毒后迟发性脑病则抓住痰热上扰心神这一主要病机，以《备急千金要方》中最著名的方剂——温胆汤为基本方，该方用药精练，药性平和，有利于稳扎稳打，步步为营，终至邪去正安。

病案2

赵某，女，39岁，陕西省合阳县人，1999年2月26日就诊，由家属代述病情。

4个月前因取暖发生煤气中毒，家人发现时已处于昏迷状态，经当地县医院抢救，4小时后恢复意识，仅有头痛、头晕等。

3周后出现神情呆滞，语言迟钝，渐至昏不识人，二便失禁，在当地县医院治疗1个多月无效。后进入某医院神经内科，住院1个月，按一氧化碳中毒后迟发性脑病治疗，用高压氧、神经生长因子等，仍无明显效果。方才转入本部住院，要求中医治疗。

刻诊：神情呆滞，目不识人，呼之不应，面色偏白，二便失禁，需人帮扶方可坐起，舌质红，舌苔稍腻，脉弦滑。辨证属邪毒未清，痰扰心神。当清化痰热为主，以温胆汤为基本方。

处方：

半夏 12 克	茯苓 12 克	陈皮 10 克	甘草 6 克
生姜 3 克	枳实 12 克	竹茹 12 克	胆南星 6 克
石菖蒲 10 克	远志 6 克	郁金 10 克	

每日 1 剂，水煎服。同时用血磁治疗，每日 1 次。

6 日后查房，无明显效果。偶闻护士说该患者血液黏稠，特别难抽，再审舌质暗红，舌苔薄，脉弦数。乃改弦易辙，以清热解毒、凉血散瘀为大法，佐以醒脑开窍，选用《备急千金要方·卷十二》的犀角地黄汤加味：

水牛角 30 克	生地黄 20 克	赤芍 20 克	牡丹皮 12 克
紫草 12 克	桃仁 12 克	连翘 15 克	胆南星 6 克
石菖蒲 10 克	远志 6 克	郁金 10 克	

每日 1 剂，水煎服。停用血磁治疗。

4 日后查房，呼之应一二句，效不更方。在服原方 12 剂后，症情明显改观，神志始清，可以简单对答，偶能提醒二便，舌脉同前。再用原方 12 剂后，二便渐能自制，言语虽少而迟缓，但表意清楚，舌质暗红退却大半，脉弦而不数。上方去紫草、连翘、胆南星，减水牛角为 15 克，加半夏 12 克，茯苓 12 克，党参 12 克，带药 30 剂出院。

1 个月后渐能生活自理，仍以上方进退，约服药 250 余剂后，可料理家务。询问中毒后乃至住院期间情景，一无所知。再服药 180 余剂，得以康复。2003 年元月电话回访，略显话少而直，余如常人。

按语：古语云："千方易得，一效难求。"此例因为有用温胆汤治疗一氧化碳中毒后迟发性脑病的经验，辨证不细，套用成方，药不对证，何能取效。后受护士之语启发，再详舌脉，方才抓住要害，异曲同工，守方两年，乃获佳效。要取得患者长期配合，没有疗效肯定不行。药不平稳，顾此失彼也不能长久。也可谓：取效一时易，长治久安难。

病案 3

马某，女，52 岁，陕西省合阳县人，2013 年 4 月 3 日以煤气中毒 4 个月初诊。

头痛，头脑不清，需要陪护，面赤如妆，脑电图：脑缺血缺氧改变。

舌红，苔黄，脉弦数。

证属血中热毒，痰蒙清窍。

治当清热凉血解毒，化痰开窍，犀角地黄汤合温胆汤化裁（颗粒剂）：

水牛角	地黄	牡丹皮	赤芍
石菖蒲	远志	栀子	法半夏
茯苓	陈皮	枳实	瓜蒌
川芎	天麻	白术	白芍
灯心草	荷叶		

各 1 袋

30 剂，每天 1 剂，开水冲化，分两次服。

2013 年 5 月 1 日来诊，自觉症减。守方两个月，2013 年 8 月 7 日单独来诊，貌如常人，偶头痛，舌红，脉弦。仍守前方 30 剂。

第十四节　坐骨神经痛

2018 年 2 月 14 日收到为求医而成微友的微信："我坐骨神经痛有 70 几天了，吃了 50 天的药，都没有治疗好，还连续做了 4 天针灸都没有效果。请您帮我治疗，我出诊费。现在屁股到膝弯这段痛，大小便正常。"

根据舌暗红，苔薄黄，我以补肝肾、祛风湿、益气血、止痹痛的独活寄生汤为主方：

独活 12 克	桑寄生 12 克	秦艽 12 克	防风 12 克

细辛 6 克	川芎 12 克	当归 12 克	生地黄 30 克
白芍 30 克	肉桂 9 克	杜仲 12 克	牛膝 15 克
党参 12 克	炙甘草 12 克	龟甲 20 克	骨碎补 30 克
鹿角霜 10 克			

10 剂，水煎服，日 1 剂。

问答曰："那您说我需要治疗多久的时间呢？""先吃 10 剂。""是一个月还是两个月？医生说坐骨神经有点难治，是不是？""是。""我还有股骨头缺血性坏死。""这个方子也有效。"

2018 年 2 月 21 日问答曰："我已经服了你开的药 5 剂了，怎么没有一点好转？""一般来说，这个病吃药有个过程。""那一般吃多少剂药可以感觉得到呢？""两周。"

2 月 25 日曰："王医生，您好。您开的十剂药今天服完了，感觉脚还是有点痛，这几天大便跟以前不同，小便有点烫的样子。主要是不敢蹲下去大便，如果蹲下去排完大便后走路 50 米左右屁股、脚都痛，这 3 天每天都有拉 3 次大便，现请您开药方。"

我依证有湿热之象，酌加清利湿热之品：

独活 12 克	桑寄生 12 克	秦艽 12 克	防风 12 克
细辛 6 克	川芎 12 克	当归 12 克	生地黄 30 克
白芍 30 克	肉桂 9 克	杜仲 20 克	牛膝 30 克
车前草 12 克	党参 12 克	炙甘草 12 克	龟甲 30 克
骨碎补 30 克	滑石 10 克	薏苡仁 30 克	

10 剂。

2018 年 3 月 2 日微信曰："现在已经服了两个星期的药了，这几天屁股到脚还是痛。您到底会不会治疗坐骨神经痛？请您告诉我是什么原因。"

答曰："任何病都不是绝对的，程度有不同，治疗方法也不同，就算是感冒也不敢夸海口。"

他竟有如下话语："那您说我现在还要不要继续服那几剂药？诊金都要 200 一次，我生活很困难，诊金这么贵，病都没有治疗好。"我无语。

2018 年 3 月 8 日微信曰："王医生，您好。我不该那样说您，实在是对不起，请您原谅！您的药我全部服完了。服到第 17 天，屁股到脚都不那么明显痛了，真的。我以前错怪您了，对不起，请您原谅！

昨天下午到现在大便有点拉稀，昨天到今天腰有点痛，肚子今天有点不舒服。现在请您开药方。还有我股骨头缺血性坏死也请您治疗。"

乃再加强活血行瘀之力：

独活 12 克	桑寄生 12 克	秦艽 12 克	防风 12 克
细辛 6 克	川芎 12 克	当归 12 克	生地黄 30 克
白芍 30 克	肉桂 9 克	杜仲 20 克	牛膝 30 克
车前草 20 克	党参 12 克	炙甘草 12 克	龟甲 30 克
骨碎补 30 克	滑石 15 克	苍术 12 克	桃仁 12 克
红花 12 克	薏苡仁 30 克		

10 剂，水煎服，日 1 剂。

按语： 当医生难，当名医更难，要做到宠辱不惊，不计前嫌，难上加难。

内分泌系统疾病

第二章

第一节　甲状腺结节

许某，男，51岁，广东深圳人，2020年6月14日于深圳市宝安区中医院流派工作室初诊（图1，本书图片见书后）。

主诉：体检发现颈部肿块两年余。

2020年5月27日彩超示左结节性甲状腺28mm×23mm（3类），CT平扫示双肺散在慢性炎症。

刻诊：形体丰满，舌淡红，苔薄，脉滑。

诊断：甲状腺结节。

辨病：瘿瘤。

辨证：少阳经气不利，痰热郁阻。

治法：疏泄少阳，化痰散结。

选方：小柴胡汤加减。

处方：

北柴胡10克	黄芩10克	党参10克	浙贝母15克
土贝母20克	夏枯草30克	煅蛤壳30克	煅瓦楞子30克
白芍30克	甘草10克	姜厚朴20克	姜半夏20克
猫爪草15克	郁金15克	黄连10克	瓜蒌30克
射干15克	蝉蜕10克	炒牛蒡子15克	升麻15克

30剂。每日1剂，煎服，每日2次。

2020年6月19日复诊，自述服药期间眠差。脉滑数。继续服药。

2020年7月16日第三诊：服用上方27剂，其间便溏，眠差。拟加健脾利湿药，一则止泻，二则治痰之源。处方：上方加薏苡仁30克，茯苓15克。14剂。1日1剂，每日2次。

2020年7月31日第四诊：便溏，每日4～5次，诸症无变化。仍守前方。

2020 年 8 月 9 日第五诊：泄泻止，余无不适。

2020 年 8 月 28 日第六诊，2020 年 9 月 17 日第七诊，均守方。

2020 年 10 月 15 至 12 月 10 日，4 次网诊寄药。

处方：

醋柴胡 12 克	黄芩 15 克	姜半夏 20 克	人参 12 克
浙贝母 30 克	土贝母 30 克	夏枯草 30 克	煅蛤壳 30 克
煅瓦楞子 30 克	白芍 12 克	甘草 12 克	郁金 12 克
大枣 30 克			

每日 1 剂，水煎服。前后共服药 200 余剂。

2020 年 12 月 21 日彩超示结节还大了一点，2.9cm×2.7cm。遂停药，不再用任何药物，准备手术切除。

半年过后，戏剧性结果出现了。到医院要求手术，2021 年 7 月 29 日彩超示结节只有 0.9cm×0.7cm，医生说不需手术。

2021 年 10 月 21 日介绍他人来诊，述说曲折经过，喜出望外，感谢再三。

按语：和手术相比，中药内服消结节见效慢得多，但像这样吃了 200 剂不消还有点长，停药半年却消退大半还是比较少见，中药的滞后效应可见一斑。由此告诫青年中医，不必急功近利，恢复脏腑经络的正常功能需要时间，甚至很长时间。

第二节　发热性甲状腺结节、肾囊肿

宋某，女，71 岁，柳州人。2012 年 7 月 17 日初诊。

主诉：发热 3 个月余不退。

患者近曾在某三甲医院住院 21 天，未明确原因。其后又经某中医治疗 1 个月未效，因见报刊报道我招收徒弟的消息而求诊。除体温 37.3℃外，无其他自觉症状。二便调，纳寐可。

查：面黄声低，舌暗红，苔白腻，舌下紫脉怒张，脉弱。

SPECT：结节性甲状腺肿。左叶"凉"结节样病灶 2.10cm×1.24cm，右叶"温"结节样病灶 3.08cm×1.65cm。B超：左肾囊肿 1.8cm×1.7cm。

初诊以气虚血瘀立法，以补中益气汤加味：

黄芪 30 克	党参 15 克	白术 10 克	升麻 9 克
陈皮 5 克	柴胡 12 克	当归 12 克	炙甘草 12 克
水蛭 12 克	桃仁 12 克	红花 12 克	丹参 12 克
远志 6 克	浙贝母 15 克	土贝母 15 克	猫爪草 12 克

3 剂，水煎服，日 1 剂。

患者服药后发热减轻，体温多在 37.1～37.2℃，有恶心欲吐感，但能强忍，余无不适，且自身觉得舒适，向愈倾向明显。第 5 诊考虑呕恶感与水蛭有关，乃减水蛭量为 10 克，即舒。

自就诊于余，经中医药治疗以来，其记录发热天数如下：8 月份 27 天，9 月份 17 天，10 月份 15 天，11 月份 9 天，12 月份 4 天。2013 年起体温一直正常。继续按上法调理，以图对甲状腺结节和肾囊肿之治疗。

2014 年 4 月 27 日第五十诊时，加郁金 12 克。2014 年 12 月 13 日第 100 诊，主诉：胸闷心悸，失眠乏力半月，与劳累有关。舌略红，苔白厚，少津，脉寸滑尺弱。证属年老体弱，胸阳不展，痰浊痹阻，心火上炎，阴液已伤，中气未复。换方换药，瓜蒌薤白半夏汤合补中益气汤加味：

瓜蒌皮 30 克	薤白 12 克	半夏 12 克	葛根 30 克
防风 10 克	丹参 30 克	黄精 15 克	苍术 12 克
白术 12 克	茯苓 12 克	党参 30 克	黄芪 40 克
当归 12 克	炙甘草 30 克	麦冬 12 克	生地黄 15 克
柴胡 12 克	瓦楞子 20 克	浙贝母 12 克	白芥子 12 克
瞿麦 15 克	黄连 6 克		

间断来诊，守上方服用约 50 剂，治疗至 2015 年 6 月 21 日第 110 诊，当年该期学徒即将出师之际，该患者前来报喜：近日体检扫描，甲状腺右叶仅见 0.6cm×0.4cm 不均匀回声，未见明显血流信号，双肾则未见异常，且

诸症消退，因而停药观察，并嘱注意饮食起居调理。

幸得此患者乃知书达理之人，个人记录非常仔细，病历也很完整。病不算太大，药不算太少，费时不算太短，效果不算太好，但患者却感恩报德异于常，赞许有加，实为我之幸也。

袁炳胜按：本案患者，无外感之因、无恶风恶寒之状，不是表证之发热；发热 3 个月，余无他症；面黄声低、舌苔白腻而脉弱，中气不足，湿郁内阻可征；又有舌下紫脉怒张、甲状腺结节样变、肾囊肿等病位固定、有形之变，瘀、湿痰腻滞明确无疑；且虽见发热，体温不高；舌、脉、症无其他阳热病象，用补中益气汤甘温除热、合通络活血（桃仁、红花、丹参、水蛭）、化痰散结（远志、浙贝母、土贝母、猫爪草），兼顾标本，调其虚实，治之获效。

继则坚守其法，经服药 5 个月余而无形之热退；但考虑其有形之变，生于气虚血瘀湿痰之滞，非短时间所能彻除其根，故仍以前法继进，而情况继续好转。后因高龄，由元气渐衰及劳累伤耗所致，出现痰浊痹阻、胸阳不展之象，因去水蛭、桃仁、红花，合瓜蒌薤白半夏汤而加防风、白芥子、苍术、黄精、茯苓（合二陈汤意）、黄连、麦冬等，谨守病机，新病旧病同治，不仅所有自觉症状消除，且胸痹既愈，肾部扫描也没有异常发现，结节性甲状腺肿也消除五分之四，未见血流信号。

本案可为学者师法者：善治虚，能守法。实证易治，其效也速；本病有形之实（痰湿、瘀血；结节、囊肿）实生于虚者，故本病以虚为本；若不能守补中益气其法，恐终难获愈，即时后因高龄劳累，发胸痹之症，亦守大法而不易。此非学有主宰、临证胸中有定见者，难能为之也。

第三节　消渴

程某，男，31 岁。2016 年 9 月 27 日于柳州初诊。

主诉：腹泻、卧床不起1年。

其间多次因腹泻严重、低血压等原因抢救住院。

搀扶来诊，平素头晕、视物不清，胸闷心悸、消瘦。

患1型糖尿病6年，每日注射胰岛素8个单位，空腹血糖10～20mmol/L之间，血压60/40mmHg。

刻诊：乏力、口干不欲饮，食欲不振，怕冷怕热，恶心欲吐，烦热眠差，喜热食，食香、冷食物后胃酸胃胀，气上撞心，心中疼热，口唇干燥，需六七天缓解。

舌淡苔薄，脉沉弦。病属消渴，证属寒热错杂，肝胃不和，升降失常。予乌梅丸加减20剂。

2016年10月25日复诊：效果明显，精神增，可下床行走，腹泻减，舌脉同前，仍用上方20剂。其后于2016年10月15日及2017年3月18日分别取上方加天麻12克、山萸肉12克，各30剂。近1年来未再服中药。

2018年5月14日于深圳市宝安区中医院门诊，大便基本正常，仍诉头晕、胸闷，晨起头晕，血压低，生活可自理，饥而不欲食。每日注射岛素8个单位，空腹血糖8～10mmol/L之间。血压78/50mmHg。

诊断：消渴。

证型：寒热错杂。

治法：虚则补之，寒热并用。

处方：

乌梅10克	黄连15克	黄柏10克	当归10克
细辛5克	肉桂10克	人参10克	花椒5克
干姜10克	山药15克	玄参15克	天花粉30克
黄芪50克	桂枝10克	炙甘草10克	附片（黑顺片）10克

麸炒苍术15克

共14剂。每日1剂，煎服，每日2次，每次150mL。

按语： 当年就是患子宫内膜癌的邻居覃女士介绍此患者到柳州找我看病的，今天也是相伴而来。看到他渐如常人，生活自理，我的心情格外开朗。乃鼓励其坚持用药，早日工作。医患双方，握手把别。

第四节　痛风

2017年3月1日收到微信："王老师您好，我岳父患痛风结石二十余年，前两年去柳州参加您的学习班得您赐方，原方陆续服用几年了。效果良好。近1周发热后出现患处肿胀明显，瘀紫，怕缺血坏死，望老师辛苦赐方。"

附原方：

山慈菇 15 克	土茯苓 30 克	萆薢 30 克	青皮 15 克
陈皮 12 克	半夏 12 克	茯苓 30 克	独活 15 克
桑寄生 12 克	秦艽 12 克	防风 12 克	细辛 3 克
川芎 15 克	当归 12 克	地黄 20 克	白芍 12 克
肉桂 6 克	杜仲 12 克	牛膝 15 克	羌活 12 克
党参 12 克	黄芪 30 克	车前草 15 克	甘草 6 克

我依据双下肢红紫，舌红近绛，诚如仲景所谓"血证谛也"，乃回复：血热血瘀，湿热成毒。

处方：

水牛角 30 克	生地黄 60 克	赤芍 60 克	牡丹皮 20 克
金银花 30 克	连翘 30 克	土茯苓 30 克	车前草 15 克
栀子 20 克	黄连 15 克	黄芩 15 克	黄柏 12 克
甘草 20 克	怀牛膝 30 克	薏苡仁 30 克	苍术 12 克

2018年3月9日，在王三虎抗癌师承班微信群有信息："我岳父痛风感染，原担心要截肢了，得王老师赐方，消肿明显，疗效明显。"其后群友要求详情，我只能勉为其难记录如上。

按语： 医案本应该详细全面，四诊合参。但实际情况往往都是"独处藏奸"。我这样写，类同医话，似乎有片面之嫌，但实际并无遗珠之憾。实际临床，最重要的信息并不是很多，得其要者，一言而终，就能定性定量，指导处方用药。若画蛇添足，看似无懈可击，实则龙虾混杂，岂不贻笑大方。

第二章　内分泌系统疾病

呼吸系统疾病

第三章

第一节　咳嗽

徐某，女，56 岁，柳州市人，2015 年 12 月 10 日初诊。

咳嗽 1 年余，日轻夜重，以刚入睡和夜半为甚，咳则失眠烦躁，头晕胁痛，尿失禁。泡沫样白痰，背冷，颈部发痒，舌红，苔薄白，脉滑。

曾用射干麻黄汤等无效，正是小柴胡汤或然证之一，属少阳风火上扰伴痰饮，以小柴胡汤合苓桂术甘汤为主方。

处方：

柴胡 12 克	黄芩 12 克	半夏 12 克	生姜 24 克
党参 15 克	炙甘草 12 克	大枣 30 克	茯苓 30 克
白术 12 克	桂枝 12 克	生龙骨 30 克	生牡蛎 30 克

5 剂，颗粒剂，冲服。

复诊：患者喜笑颜开，诸症大减，益见仲景原文之不可忽视也。喉痒仍然，原方加蝉衣 12 克，继用 5 剂。无独有偶的是，该女士 2011 年 12 月曾因双侧颈部淋巴结肿大求诊，我以小柴胡汤加减，7 剂愈。体质与证型的关系相对稳定，于此可见一斑。

按语： 我们都知道"五脏六腑皆能令人咳，非独肺也"，但要具体到脏腑病症，还是有难度的。小柴胡汤疏利三焦，针对的就是少阳风火犯肺、三焦气机逆上的咳嗽。《备急千金要方·卷十八大肠腑方·咳嗽》："久咳不已，三焦受之。"《素问·咳论》："三焦咳状，咳而腹满，不欲食饮。"均是明确指标。

第二节　干咳

我于 2017 年 7 月 12 日在老家合阳县妇幼保健院讲"妇科肿瘤的经方治疗"后，党姓女护士以"干咳两年，中西医治疗效不显"为主诉求方。

问知其咽喉不利，略痒，察其舌偏红，苔薄，顺手以射干麻黄汤加木蝴蝶为方：

射干 12 克	麻黄 6 克	细辛 3 克	五味子 12 克
姜半夏 10 克	干姜 6 克	紫菀 12 克	款冬花 12 克
大枣 6 枚	甘草 12 克	柴胡 12 克	黄芩 12 克
木蝴蝶 12 克			

3 剂。9 天后我在群里看到这个处方，知道已愈。

按语： 病无寒象而略偏热，才导致痰黏喉咙而干咳，这正是射干麻黄汤证异于属寒的小青龙证、属热的麻杏石甘汤证的地方。量是不传之秘，看得多了，模仿就是。

因为舌偏红，咽喉略痒，加之把生姜（药房不备）改为干姜，所以加柴胡、黄芩泻少阳风火，何况咳就是小柴胡汤的或然证，再以木蝴蝶利咽疏肝和胃，三保险矣。

第三节　久咳

曹某，女，52 岁，宁夏人。2020 年 10 月 31 日由朋友陪同来西安市天颐堂中医院就诊。

主诉：咳嗽 20 余年，逐渐加重。

患者从二十几岁咳到了五十几岁，住院门诊按支气管炎治疗，看遍医生，吃遍各种药，试遍各种疗法，仍咳嗽不止，有汗，感冒则加重，甚至胸闷气短，时有头痛失眠，性情急躁，有少量白痰。舌红，苔厚，脉滑。

考虑病程日久，外邪未尽，伏痰化热，根深蒂固，肺气不宣，胸阳不展，肝火犯肺。非一方一法能够担当。以宣肺解表、理气化痰、清肝散结、宽胸通阳为法，乃取桂枝加厚朴杏子汤、小陷胸汤、瓜蒌薤白汤半夏以及自拟海白冬合汤加味。

处方：

桂枝 12 克	白芍 12 克	甘草 12 克	生姜 12 克
大枣 30 克	厚朴 15 克	石膏 30 克	杏仁 15 克
海浮石 30 克	白英 30 克	麦冬 30 克	百合 30 克
海蛤壳 30 克	夏枯草 30 克	瓦楞子 30 克	瓜蒌 30 克
薤白 12 克	黄连 9 克	姜半夏 15 克	党参 12 克
杜仲 15 克	牛膝 18 克		

2020 年 12 月 28 日其朋友在国际传统医学大会专家群发信息："七剂药还没吃完就不咳了，她很惊喜，也很不可思议，要去看您，感谢您！"求其补充资料，乃成此文。疏漏之处，还请见谅。

第四节 咯血

陈某，女，2021 年 9 月 20 日深圳市宝安区中医医院流派工作室初诊。

主诉：咯血续断两年。

现病史：咯血每月 1 次，似与月经周期有关，绝经 5 年，未明确诊断。眼睑肿胀，上火，手麻，大小便可。舌苔厚，脉弦。

诊断：咯血。

辨证：气机冲上，肝火犯肺，脉络损伤。

治法：平其百脉，清肝泻火，降气止血。

选方：百合地黄汤加味。

处方：

百合颗粒 3 包	地黄颗粒 3 包	麦冬颗粒 2 包	牡丹皮颗粒 2 包
北柴胡颗粒 2 包	黄芩颗粒 2 包	栀子颗粒 1 包	石膏颗粒 1 包
紫苏子颗粒 2 包	前胡颗粒 2 包	姜半夏颗粒 2 包	牛膝颗粒 3 包
当归颗粒 1 包	芦根颗粒 2 包	王不留行颗粒 4 包	熟地黄颗粒 2 包
龙骨颗粒 2 包	煅牡蛎颗粒 2 包		

颗粒剂共 7 剂，每日 1 剂，冲服，分 2 次，每次 150mL。

1 个月后患者来诊，顺告药进血止。嘱其再吃 7 剂。

2022 年 3 月 30 日，患者在"王三虎教授咨询保健 B 群"微信群发信息："王教授的经方确有神效。我不明白咯血两年多。看过名医无数，就是不断尾。王教授开两个疗程药，至今四五个月没咳了。非常感恩王教授！"并附前后舌象对比照片。我觉得有意义，要求提供原先病历，乃整理成文。

按语： 咯血治疗两年，效果不显，脉络受伤自在预料之中。用百合地黄汤平其百脉；柴胡、黄芩、栀子清肝泻火；石膏降气泻火；苏子、前胡、姜半夏降气化痰（舌苔厚）；牛膝、当归、芦根、王不留行、熟地黄、龙骨、煅牡蛎，从不同渠道降逆气，引血下行，各归其所。"医者意也"，此之谓乎！

第五节　胸痹

李某，男，50 岁，2015 年 7 月 1 日下午来诊。

胸闷气短，失眠，消瘦乏力 1 年余，日渐加重，多方求治，曾经心电图、胸片、胃镜等检查，除发现肝血管瘤外余无所见，治疗用药毫无效果。舌红少津、有裂纹，脉沉。

按胸痹，兼涉心肾辨治。证属劳累太过，气阴两伤，血脉痹阻。以生脉散、瓜蒌薤白半夏汤、六味地黄丸加味。

处方：

党参 18 克	麦冬 30 克	五味子 12 克	瓜蒌 40 克
薤白 12 克	法半夏 12 克	熟地黄 30 克	山药 15 克
山萸肉 15 克	牡丹皮 12 克	茯苓 12 克	泽泻 10 克
丹参 30 克	葛根 30 克	白蒺藜 30 克	枳实 12 克
赤芍 30 克	川芎 15 克	红花 12 克	降香 12 克

3 天后复诊，水煎服 1 剂后，泻下黑色物 4 次，即顿觉胸膈畅快无比，精神倍增，睡眠也感香甜。守前方 25 剂予服。

自按： 仲景有言："胸痹缓急者，薏苡附子散主之。""胸痛彻背，背痛彻心，乌头赤石脂丸主之。"因为其痛时缓时急，正是风邪休作有时的特征；又以风入胸腔，居无定所，则胸痛彻背、背痛彻心。可知胸痹的成因与风寒有关。

而乌头赤石脂丸中的蜀椒之用，则使仲景之心昭然若揭。方中葛根、蒺藜，均善祛心经风邪，葛根芩连汤证的脉促可证。脉促用葛根，也从侧面反映了葛根与心脉的关系。葛根、蒺藜通心脉既是个人经验，也是现代一些医家的共识。

正如纽约中医黄欢所谓："葛根含黄酮类，已证明能扩张心脑血管。该药药性平和，已被广泛运用于治疗胸痹。单味白蒺藜也用于治胸痹、胸膈间胀闷不通或作痛。用法：刺蒺藜一斤，带刺炒，磨为细末。每早、午、晚各服四钱，白汤调服。"（《方龙潭家秘》）

另外，本案方药剂量为笔者多年临床历练总结而成，如实展示，不敢藏拙。

袁炳胜按： *前案者，素体中气不足，痰湿内滞，又兼年高，于病程中曾因劳及痰浊痹阻，出现胸阳不展之证，以补中益气合瓜蒌薤白半夏汤治之获效；本案则为胸痹之另一端。*

舌、脉、证及形体所示，皆气阴不足之象，是为血脉痹阻之因。审因论治，以益气阴、补心肾治其本虚，瓜蒌薤白半夏汤宣展胸中阳气以治其标

急，并益以善祛心经风邪、能通心脉而不温燥之葛根、刺蒺藜，匠心所在，即是临证获效之机关。

第六节　癔病、胸痛

2015年春节回乡期间，一老妇人受惊之后，心胸疼痛剧烈，发则浑身软困难支，心甚恐惧，每日三五发，住县医院半个月，虽发作次数减少，但患者认为病情不减，乃建议去西安血管造影准备放置支架云云。

刻诊：情绪低落异常，长吁短叹，极度衰弱貌，自谓发则手足冰凉，口唇发麻，欲言不能，胸满气短，坐则不足以息，但六脉平和，舌无异象，乃以"癔病"诊断，痰气交阻，心神不安，以温胆汤、逍遥散、瓜蒌薤白汤、肝着汤、甘麦大枣汤合方。

处方：

姜半夏 12 克	陈皮 12 克	茯苓 12 克	炙甘草 20 克
枳实 15 克	竹茹 12 克	郁金 12 克	柴胡 12 克
白芍 12 克	当归 12 克	白术 10 克	薄荷 12 克
佛手 12 克	瓜蒌 30 克	薤白 12 克	丹参 30 克
降香 12 克	茜草 12 克	大黄 8 克	小麦 30 克
黄芩 12 克	大枣 10 枚	旋覆花 12 克（包）	

患者坚持服药至4月初，病去七八，其间仅一次大发作，一次小发作，患者及家属均大喜过望。自述腹中拘胀，腰带处有紧收感，停药则大便干燥难解，口苦多年，目涩，舌暗红，苔薄白，脉沉弦。上方改白芍为30克，加厚朴15克，金钱草30克。

按语： 如此处方，越加越多，病情使然，实属无奈。高明者也许有简单方药，浅学如我，只能如此。

第七节　肺结节

王某，女，45 岁，2022 年 8 月 7 日西安益群国医馆初诊。体检时胸部 CT 平扫发现右肺下叶磨玻璃小结节两个月，大小 0.6cm，伴痰多，舌红苔薄，脉滑。

诊断：甲状腺囊肿（2 类）。

辨病：肺痿。

辨证：风寒入肺，痰热壅阻。

治法：发散风寒，化痰散热。

选方：厚朴麻黄汤。

处方：

厚朴 10 克	麻黄 10 克	杏仁 12 克	石膏 30 克
姜半夏 15 克	细辛 6 克	五味子 10 克	干姜 10 克
猫爪草 20 克	浙贝母 15 克	土贝母 15 克	瓦楞子 20 克
夏枯草 20 克	白芍 12 克		

28 剂，每日 1 剂，水煎，分 2 次服。

2022 年 9 月 4 日二诊：甲状腺囊肿，舌红苔薄，脉滑，上方合海白冬合汤。即上方加海浮石 30 克，白英 30 克，麦冬 30 克，百合 30 克，玄参 15 克。28 剂。

2022 年 10 月 2 日三诊：目涩，舌脉同上，上方加菊花 15 克，木贼 15 克，薏苡仁 30 克。28 剂。

2022 年 11 月 6 日四诊：自述原右肺上叶磨玻璃结节消失。10 月 17 日 CT 三维成像显示右肺上下叶实性良性 0.3cm 结节。舌脉同前，守方 28 剂。

按语：肺部磨玻璃结节一般指肺部圆形或接近圆形的结节状病灶，密度稍高于肺组织，但是不掩盖肺纹理等肺部结构，在CT检查时可见云雾状密度的肺内结节。

肺部磨玻璃结节是影像学上的概念，具有上述影像学特征，体积相对较小，炎症性病灶、肺间质纤维化或肺泡内出血、水肿等因素，都可能造成肺部磨玻璃结节的现象。此外，肺部恶性肿瘤，尤其是肺腺癌，也会导致肺部磨玻璃结节。

肺部磨玻璃结节一般无明显的临床现象，多在体检时被发现，检查发现肺部磨玻璃结节时，需要进一步进行检查，明确肺部磨玻璃结节的性质。

若为良性肺部磨玻璃结节，可以定期随访观察，肺部磨玻璃结节可能会保持长期稳定的状态，部分肺部磨玻璃结节还可能会被机体自行吸收。

如果为恶性肺部磨玻璃结节，需要进行手术切除，术后还可能需要进行化疗、放疗等综合治疗。

肺部磨玻璃结节的患者要及时到呼吸内科进行检查，如穿刺、活检等。

事实上，肺结节检出率越来越高，尤其是磨玻璃结节，更是令人压力陡增。西医是有看法没办法，光让定期复查，不是办法。

结节的产生，是体内壅塞不通的表现，及时干预，既是治已病，从磨玻璃结节很大概率发展为肺癌来说，也是治未病。

我提出"肺癌可从肺痿论治"的观点，而张仲景《金匮要略·肺痿肺痈咳嗽上气病脉证并治》中"咳而脉浮者，厚朴麻黄汤主之"，就是针对肺痿初期的条文，用来治疗肺结节，"舍我其谁"？

第八节　肺结节、肠息肉

付某，女，51岁，淄博市人，2018年7月28日首次来淄博市第四人民医院王三虎经方抗癌工作室就诊。

5年来反复出现胃肠多发息肉，多达10余枚，每年初均做一次胃肠镜行息肉切除术。4年前又查出甲状腺癌，行次全切除术，术后1年残余甲状腺组织发现结节，同时还查出肺结节，未行特殊治疗。

2018 年 1 月 30 日肠镜：升结肠、横结肠、降结肠可见散在多发大小 0.3 ～ 0.5cm 的广基隆起，表面充血（升结肠活检 1 块），逐一行氩气电凝治疗，共 15 处。降结肠、乙状结肠、直肠黏膜片状充血、水肿。病理示腺瘤样息肉。

首诊时的症状：汗出多，活动后加重，水肿易发，腿疼，腰部不痛，睡眠好，食欲可，大小便正常。无乏力。舌淡，舌体胖大，边有齿痕，苔白厚腻，脉沉。息肉虽多，病理尚属良性，付女士更担心甲状腺和肺结节的问题。

临证分析，患者甲状腺术后又出现结节，同时伴有肺结节，多发胃肠息肉，属于典型的风邪致病。《素问·风论》："风者，善行而数变，腠理开，则洒然寒，闭则热而闷……名曰寒热。"

风邪泛滥，则容易出现肿瘤转移。甲状腺属少阳，少阳多风火相扇，风邪与体内痰湿搏结，则化热成结成瘤，因此其病机为风邪入里、痰热互结。

方用厚朴麻黄汤加味：

厚朴 30 克	麻黄 6 克	杏仁 12 克	干姜 3 克
石膏 30 克	五味子 6 克	姜半夏 30 克	黄芪 30 克
防风 10 克	白术 10 克	煅瓦楞子 30 克	海蛤壳 30 克
猫爪草 15 克	浙贝母 15 克	乌梅 10 克	薏苡仁 30 克

患者坚持服用此方，疗效平稳。2019 年 1 月 9 日复查肠镜，本想例行手术切除息肉，结果只发现 2 枚息肉：循腔进镜达盲肠，盲肠、回盲瓣、阑尾开口未见明显异常；横结肠可见一处直径约 0.3cm 广基隆起，直肠可见一处直径约 0.2cm 广基隆起，分别取活检 1 枚，质软，弹性可；所见升结肠、降结肠、乙状结肠黏膜光滑，肠腔无狭窄，血管纹理清晰。

按语：风为百病之长、整体观念和肺与大肠相表里在本案中得到充分体现，有理论自信，就会有临床自信。厚朴麻黄汤是张仲景治疗肺痿"咳而脉浮者"，我理解就是现代多发的"肺结节"专方，已有多例获效。而本方加味对肠息肉显效既是情理之中，也是意料之外。

（刘小超　整理）

第九节　包裹性胸腔积液

王某，女孩，12岁，云南昆明市人。2017年11月4日晚因"高热39.4℃，左胸疼，呼吸困难"入院治疗。

11月8日医院诊断：感染性胸膜炎（图2和图3）。处理意见：患儿目前病情较重、气促，心率较快，活动后耗氧量增加，SPO$_2$波动不稳，同时存在胸腔积液、心包积液、腹腔积液等情况，随时可能出现呼吸循环衰竭，甚至心搏骤停等情况。治疗时间不能准确估计，暂建议两周内需医学干预。

发热持续6天，用药后从39.4℃降至37.4℃左右。经过24天输美罗培南抗生素内科治疗，无明显好转，发现胸膜增厚，有包裹、脓胸，转胸外科。

2017年12月4日在北京做了微创手术，胸腔镜清脓、引流管。从12月2～20号又吃了利奈唑胺，体温降到36.7℃。22号复查又发现包裹性积液、肺脓肿、胸膜增厚，最厚处0.9cm。

2017年12月27日核磁共振检查：①左侧胸腔囊性病变，为包裹性积液并积气，大小约4.3cm×3.7cm×5.5cm，邻近肺组织外压性改变，邻近胸膜增厚。②左肺门区淋巴结肿大，直径约1.2cm。

2018年1月7日孩子的母亲通过微信和我联系，言：经人介绍加了微信，孩子的病没办法治疗，现在已到山穷水尽之地。孩子现在身体弱，不能出门，能不能先通过视频看病？我的原话就是：你给我信任，我给你担当。视频得知，饮食二便等尚可，纳差，舌红，苔薄黄。辨病属肺痈，辨证系肺中热毒，久成痈脓。当以《千金》苇茎汤、麻杏甘石汤、葶苈大枣泻肺汤、小陷胸汤合方，清热宣肺排脓，化痰消水。

处方：

芦根 30 克	桃仁 12 克	生薏苡仁 50 克	冬瓜仁 30 克
石膏 30 克	麻黄 6 克	杏仁 10 克	甘草 9 克
金荞麦 20 克	鱼腥草 30 克	当归 9 克	瓜蒌 20 克
大枣 6 个	葶苈子 20 克	党参 12 克	山楂 12 克
黄连 9 克	姜半夏 9 克	百部 12 克	

7 剂，水煎服。

2018 年 1 月 16 日下午孩子母亲发来微信："7 剂药已经吃完了，昨天照了核磁共振复查了一下，好转很明显的，最近没有发热。想问问您：是否继续吃以前您开的那药方？"

微信传来 2018 年 1 月 15 日昆明医科大学第一附属医院核磁共振检查报告单：左侧胸腔囊性病变大小约为 3.4cm×3.0cm×3.4cm。病灶邻近胸膜可见增厚，最厚处约 0.9cm。左侧肺门区小结节状直径约为 0.6cm。

诊断意见："与 2017 年 12 月 27 日本院 MR 老片对比：①左侧胸腔包裹性积液并积气病灶较前减小，邻近肺组织外压性改变较前好转，邻近胸膜增厚。②原左侧肺门区肿大淋巴结较前减小。"视频后，重点根据舌质绛红，上方加黄芩 10 克，生地黄 20 克，14 剂，以期加强清热凉血之力。

2018 年 1 月 31 日下午再次发来核磁共振复查报告单：左侧胸腔囊性病变大小约为 2.2cm×3.0cm×3.2cm。病灶邻近胸膜可见增厚，最厚处约 0.9cm。前片所见左侧肺门区结节本次未见确切显示。

诊断意见："与 2018 年 01 月 15 日本院 MR 老片对比：①左侧胸腔包裹性积液并积气病灶较前减小，邻近肺组织外压性改变较前好转，邻近胸膜增厚。②原左侧肺门区肿大淋巴结较前减小。"

视频后回复："从望诊、问诊以及 3 次检查报告来看，效果很好，完全康复是可以预见的。上方不变，14 剂。"

2018 年 5 月 2 日上午，孩子母亲再次联系："把第 3 次您开的药吃完，孩子感觉挺好的，就没再联系您，最近 2 个多月也没有再喝药，4 月份我带她又去复查了一下，原来囊肿都看不到了，胸膜增厚也缩小了，医生说是已经基本治好了。现在就是有胸腺增生的问题。"

2018年4月9日昆明医科大学第一附属医院医学影像学报告单诊断意见：与2018年1月30日本院MR对比：①左肺下叶小片状异常信号，范围较前明显缩小；邻近胸膜局部稍增厚，较前范围缩小。②右侧胸腔内少量积液。③胸腺增生。

视频后我对学生说：虽然病去十之七八，但基本病机尚在，余毒未了，上方要继续用，另外是要加桔梗，《金匮要略》里排脓散就用桔梗，更关键的是《神农本草经》上就说桔梗主胸胁痛如刀刺，她这里虽然不痛，但对胸腺增生的问题，还是有靶向作用的。

处方：

芦根 30 克	桃仁 12 克	生薏苡仁 50 克	冬瓜仁 30 克
石膏 20 克	麻黄 6 克	杏仁 10 克	甘草 15 克
当归 9 克	瓜蒌 20 克	大枣 6 个	党参 12 克
黄连 9 克	姜半夏 9 克	百部 12 克	黄芩 12 克
桔梗 10 克	连翘 18 克		

14剂。

2018年9月4日，依病情基本好转，上方14剂制成丸药，嘱其服1个月。

2019年6月1日，孩子母亲通过微信看病时，我突然想起孩子的事，她说已经痊愈。我让她把检查结果发来（图5）。

按语： 包裹性胸腔积液比较难治。早在1995年我就治愈过渭南市官路乡大同村民的包裹性胸腔积液。当时一次开30剂药的机会不多，患者在药店取药时引起围观，传为佳话。这是患者信任的结果。

而本案小孩病更重，经人介绍，网诊开方，真是——你给我信任，我给你担当。几十年过去，我对病机的复杂已经熟悉，合用经方成为必然选择。守方一年余，终获良效。

循环系统疾病

第四章

第一节　眩晕（心源性晕厥）

刘某，男，75岁，2022年7月4日于自强西路天颐堂中医院初诊。

主诉：眩晕、摔倒两个月。

现病史：前后五六次倒地，站不稳。头重脚轻，浑身涣散无力，耳鸣偶见，喝水正常，大便干，舌淡红，苔薄黄，脉迟。

住院诊断：特发多种心律失常，Ⅲ度房室传导阻滞，心源性晕厥。治疗未曾见效。

辨病：少阴病。

辨证：心肾阳虚，元气大伤。

选方：真武汤合桂枝甘草汤加味。

处方：

茯苓60克	生白术30克	白芍30克	制附片20克
桂枝20克	甘草10克	细辛10克	人参15克

6剂。每日1剂，水煎分2次服。

2022年7月10日复诊，头晕止4天，未再摔倒，心悸止，脸色好，耳鸣未再发生，大便顺畅，可自行200步以上，心率由2022年7月4日的每分钟37次到现在每分钟59次。舌淡红，苔薄，脉缓滑。守上方，20剂。

按语： 本案真武汤证明显。对于心源性晕厥，桂枝甘草汤补心中之阳气，人参大补肾中之元气，妙在细辛温通心肾，脉迟必须。药证相符，果然灵验，老先生鞠躬美言，实在是在场学生苦读经典的最强动力。真正应了陈修园那句明言："经方愈读愈有味，愈用愈神奇。"

带来的喜悦，一个字：爽。我也深刻理解了古语"乐云乐云，钟鼓云之乎"的真正含义。喜上加喜的是，紧接着的一个案例，也同样精彩，值得显摆。

第二节 心悸（Ⅱ度Ⅰ型房室传导阻滞）

翟小妹，15岁，西安人。2022年8月13日以"心律不齐两年"为主诉，在西安天颐堂中医院初诊。

心悸时作，运动后加重，心电图提示Ⅱ度Ⅰ型房室传导阻滞，多种方法治疗均无明显效果。伴有甲状腺囊肿。

刻诊：眠差，鼻塞流清涕，舌淡苔白，脉滑。

病属心悸，病因为刻苦求学，劳心伤脾，正虚在先，风邪乘虚而入，经脉不利。

证系风寒外束，热遏在里，鼻窍不通，影响到心。

法当表里同治，方用小青龙加石膏汤散表寒清里热，归脾汤养心脾止悸动。

处方：

炙麻黄 10 克	姜半夏 15 克	炒杏仁 12 克	生五味子 10 克
细辛 5 克	干姜 12 克	赤芍 12 克	石膏 30 克
炙甘草 12 克	党参 15 克	生地黄 30 克	当归 15 克
川芎 15 克	龙眼肉 30 克	木香 10 克	苍术 12 克
葛根 30 克	柴胡 10 克	郁金 12 克	

26剂，水煎服，每日1剂。

2022年9月4日，西安益群国医堂二诊：面色好转，未再心悸，清涕减少，项汗出，舌淡，苔白，脉滑。效不更方，量有加减。

处方：

炙麻黄 10 克	姜半夏 15 克	炒杏仁 10 克	生五味子 10 克
细辛 9 克	干姜 12 克	赤芍 12 克	石膏 30 克
炙甘草 12 克	党参 15 克	生地黄 30 克	当归 15 克
川芎 15 克	龙眼肉 30 克	木香 10 克	苍术 12 克

葛根 30 克　　　　柴胡 10 克　　　　郁金 12 克

24 剂，水煎服，每日 1 剂。

2022 年 10 月 2 日三诊：患者无自觉不适，面疖散在，少量黄涕。舌淡红，苔薄，脉和缓。其母兴奋不已，谓："9 月 24 日 24 小时动态心电图复查结果与 2022 年 8 月 3 日比，平均心率由 74 次 / 分增加至 83 次 / 分，最慢心率 37 次 / 分增加至 53 次 / 分，最快心率 158 次 / 分降至 141 次 / 分，尤其是大于 2.0 秒的停搏由 20 次降为 0。"

又述甲状腺囊肿也有改善。效果非常，热象已显。上方改干姜为 6 克，细辛 3 克，加芦根 30 克，巩固疗效。

按语："伤寒，脉结代，心动悸，炙甘草汤主之"，中医人耳熟能详，得心应手。虽然我们不知道或者不十分清楚心脏的病理变化，但不影响临床取效。

我们以前讲整体观念，人是一个整体，因为有经络相连，方能内外上下脏腑沟通。樊代明院士说是因为"人体是由一个受精卵发育而成的整体，不像机器那样是由不同的零部件组合而成"，更有说服力。

他还说："心律失常真正由心脏引起的也只有 15%，85% 是由全身因素所致。"（《整合医学——理论与实践》）《伤寒论》中的心悸何其多也，当以是观之。

在提出"风邪入里成瘤说"这几年，我越来越重视"风为百病之长""风为百病之始""中脏多滞九窍"等古训，善于"捕风捉影"，喜用风药解表散邪，减轻经络脏腑压力。

经络通畅，气血运行如常，不仅心悸可愈，心律复齐，诸如甲状腺结节囊肿、乳腺结节等，只要抓住风邪的蛛丝马迹（就像本案的鼻塞流清涕），散风解表，就是通经活络，或能消有形于无形。张仲景将结代脉放在《伤寒论》太阳篇的最后之意，岂不昭然若揭。

网评问答：

来自河南柏涛："这还是经方吗？这是杂烩菜。"

来自陕西赵宏："柏涛你治，说别人容易，到临床一次无效患者就不来找你了，你还有啥机会用时方经方的。"

来自河南执业药师："学经方学的是经方思维方式和举一反三的能力，而不是一成不变地照抄照搬，否则有违张圣人的心愿！"

来自浙江曹凯文："王老师此方提示了表里同治、攻补兼施的拿捏尺度，增减都在风邪二字上打磨，外行看热闹，内行看门道。"

来自江苏刘颖："风邪入里成瘤说，善用风药解表邪，青龙归脾寓意深，心悸可愈通经络。犹记得 2011 年 5 月在京召开的'首届（中日韩）经方学术会议'中，南京中医药大学黄煌教授开场第一句话是说，不会用麻黄不算是一个好医生。很多人觉得麻黄只用于发汗散寒，且由于其有致心律失常作用，故临床使用时，有些医生往往有所顾忌。今天，王三虎教授用实例告诉我们，只要功夫深，心悸照样用麻黄！"

答曰：说得好！麻黄的治疗心悸作用被你一语点破。回想《金匮要略·惊悸吐衄下血胸满瘀血病脉证治第十六》，惊悸就是一个病。主方就是半夏麻黄丸。

麻黄，在《本草经集注》中治"五脏邪气缓急，风胁痛"，就佐证了麻黄散风邪以止心悸的功效。与半夏化饮同用，针对的就是风生水起、痰饮凌心之证。至于常见的热扰心神、血不养神等，常见证型和方药，也就一概省略了。

来自山东肖增亮："王师好文案！岂是一个昭然若揭、捕风捉影了得！王师英武！大赞！力挺！"

来自江西杏林之窗："民国时期，我师爷刘月广名老中医，不管任何疾病，每张处方几乎都有麻黄，轻者 1 克，重者 15 克，值得大家对麻黄进一步学习与探讨。那个时期的中医，都是爱啃《伤寒论》的人，经方的临床经验非常丰富，一代传承一代。案例分析中，王师使用麻黄治心悸，打破了中医教科书的心悸临床分型辨证论治，都是学经方用经方。对于窦性心律过缓的患者，我也偶用麻黄。"

第三节　主动脉夹层后急重症

郭某，男，42 岁，住心外 ICU。

临床诊断：①主动脉夹层。②肺部感染。

病历摘要：患者 2020 年 6 月 26 日行升主动脉置换 + 主动脉弓部置换 + 象鼻术，近日体温偏高，感染存在；胃肠道功能紊乱，持续腹泻，大便量多，稀水便，粪便隐血阳性。

2020 年 7 月 25 日 16 时 30 分会诊所见：面色晦暗，双目黄染，皮下多处瘀血斑，咳而气喘，痰多色白，腹大如鼓，手足温热，精神疲惫，面容尚可，间断发热，体温 37～38℃，偶高及 40℃，恶寒，偶有汗，大便酱色或绿色，溏便，小便色黄较深。舌暗淡，苔白厚，脉滑。

会诊意见：病情危重，肺失宣发，肝胆郁滞，脾胃不和，热入血分。

方选小青龙汤、小柴胡汤、泻心汤、犀角地黄汤加味。

处方：

麻黄 12 克	桂枝 12 克	干姜 12 克	细辛 3 克
五味子 12 克	白芍 12 克	甘草 10 克	姜半夏 12 克
柴胡 20 克	黄芩 12 克	红参 12 克	生姜 12 克
大枣 30 克	大黄 10 克	黄连 10 克	水牛角 30 克
生地黄 30 克	牡丹皮 12 克	赤芍 12 克	

3 剂，水煎服，日 1 剂。

2020 年 7 月 31 日 16 时 10 分第二次会诊。刻诊：服药后热退身凉，神情气色大为好转，可下地走动，对答流畅，咳嗽、痰多明显缓解，多处皮下瘀斑色暗红，目黄减退，白细胞 $1.04×10^9$/L，血小板 $12×10^9$/L，仍食少，便溏，腹部减消，身痒，胃脘疼痛。舌暗红，苔黄厚腻，脉弦。

2020 年 8 月 17 日助理与患者家属联系后告知，已安转普通病房。会诊意见：病情好转，肝胆湿热阻滞，血分热毒未尽。治应疏肝利胆，清热凉血，解毒退黄，以茵陈蒿汤、柴胡桂枝干姜汤、犀角地黄汤加味。

处方：

茵陈 60 克	栀子 18 克	大黄 12 克	柴胡 15 克
黄芩 12 克	半夏 15 克	桂枝 12 克	干姜 12 克
鸡内金 15 克	金钱草 30 克	蒺藜 30 克	穿山甲 6 克
延胡索 20 克	姜黄 12 克	水牛角 30	人参 12 克
生地黄 50 克	牡丹皮 12 克	赤芍 30 克	紫草 15 克
槐米 30 克	连翘 30 克	甘草 12 克	仙鹤草 40 克

7 剂，水煎服，日 1 剂。

按语：患者痊愈出院后给医院送来牌匾，本科医生从此开始给我推荐多位会诊患者，说明中西医是可以很好配合的。上海黄迪娜医生看到"王三虎"公众号的报道，结合现代文献认为是"血结胸"，大得我心。

消化系统疾病

第五章

第一节　胃反

张某，男，73 岁，佳木斯人，2019 年 9 月 15 日于佳木斯中医院初诊。

主诉：呃逆呕吐 1 年余，发热 2 个月，逐渐加重。

多家医院均无明确诊断和有效治疗（包括针灸、中药）。

平素体健，战友聚会酒后感受风寒起病。如今大肉已脱，形神枯槁，昏昏欲睡，奄奄一息，呃逆不止，食入即吐，喷射而出，暴躁易怒，由 5 天缓解 1 天、尚能少许进食、喜凉饮、维持生命，到现在 1 周缓解 1 天。高热 2 个月，常在 39～40℃，靠西药退热。大便三五天一次，小便不利。舌红少苔，脉细数。

病属胃反，胃气上逆，中气阴液俱伤。胃气衰败之象已显。滑石代赭汤主之。

处方：百合 100 克，滑石 15 克，代赭石 15 克。

7 剂，水煎服，每日 1 剂。

2019 年 11 月 21 日，患者家属送来锦旗："医德医术赛协和，九死一生还能活。"言在我科立即服药配合针灸（足三里、中脘、内关、胃俞、膈俞），效果显著，服 3 剂药后不再呃逆、呕吐，便通热退，五十多天后安然而逝。

按语：病越重，药味越少，量就大一些。独参汤、参附汤、四逆汤就是例子。抓主要矛盾，这是中医治疗危重病证的秘诀。和全身插满管子的大水漫灌方法相距甚远。

《金匮要略》针对"诸药不能治"的百合病之滑石代赭汤，药虽三味，百合的"补中益气"仲景知道，滑石的"荡胃中积聚寒热"仲景也知道，但他没有说。不然，怎么能把《神农本草经》中的名言用得如此精简呢。

我辈后学，亦步亦趋，也能侥幸得中，经方魅力之奇绝，何须再言？

第二节 胃痛

鱼某，于 2014 年 5 月 16 日来诊。

主诉：胃烧痛 1 周。

伴胃脘胀满，大便干，舌苔黄厚腻。短信求方，拟半夏泻心汤合大柴胡汤化裁：

半夏 15 克	黄连 12 克	黄芩 12 克	栀子 12 克
干姜 6 克	党参 12 克	白术 12 克	茯苓 10 克
陈皮 9 克	甘草 6 克	枳实 15 克	白芍 30 克
大黄 12 克	延胡索 12 克		

自述，1 剂就好。

第三节 萎缩性胃炎

刘某，女，40 岁，长武县农民，1991 年 6 月 21 日就诊。

主诉：胃脘胀痛、纳差 5 年。

现病史：胃脘胀满，时有疼痛，纳差，食后胀痛尤甚。胃镜检查：萎缩性胃炎。服用多种中西药物，时效时不效，迁延反复，经久不愈。

刻诊：形体偏瘦，胃脘胀满隐痛，纳差，晨起恶心，口干不贪水，无呕吐、泛酸，大便溏，小便可，偶有腹痛，遇凉加重，舌质偏红，苔白稍厚，脉细弱。

按寒热错杂之痞证，用半夏泻心汤调治。

处方：

半夏 12 克	黄连 6 克	黄芩 12 克	干姜 8 克

党参 12 克　　　　大枣 6 枚　　　　炙甘草 6 克

6 剂，水煎服，日 1 剂。

服药后自觉胃脘稍舒，大便转常。继用原方 30 剂，自觉症状消失，饮食如常。

按语：萎缩性胃炎在临床上可有多种证型，寒热虚实，每每兼加，半夏泻心汤则是其常用方剂之一。然而何时选用半夏泻心汤为宜？

笔者认为：有诸内必形诸外。寒热错杂于中，必然可见寒热之不同表现于一身，如口渴、唇干、舌红、苔黄与心下痞闷、腹部胀满，遇寒则甚，不欲饮，或大便清稀溏薄，或小便清长等并见；也可表现为舌苔黄、质淡，或舌苔白，小便黄；也可见心下痞满，胀痛不舒，遇寒遇热均感不适；也可见舌红、口渴而大便溏，或大便秘结而小便清长等，很难以单纯的寒证或热证解释的以心下痞满为主症的病证，才可选用半夏泻心汤。

而教科书上往往把半夏泻心汤的寒热错杂抽象化，基本上不描写具体的寒热错杂表现。事实上，单凭仲景所言"但满而不痛者，此为痞"，是难以准确而有把握地运用此方。

第四节　转氨酶升高

2017 年 12 月 14 日，收到网友胡樟和医师微信："王老师您好！我是上次杭州培训听过您课买过书的。临床有个患者，女，64 岁。肝功能谷丙、谷草都二百多有 3 ～ 4 个月了，经服中药一点都没下降，吃饭、大小便都好，精神也好，舌苔薄，舌质暗红。

化验：谷草转氨酶 215U/L，谷丙转氨酶 201U/L。B 超有脂肪肝。向老师请教一下怎么用药。"

处方：

柴胡 12 克　　　　黄芩 12 克　　　　党参 12 克　　　　干姜 9 克

| 桂枝 12 克 | 茯苓 12 克 | 白术 12 克 | 栀子 12 克 |
| 大枣 6 个 | 甘草 12 克 | 姜黄 12 克。 | |

2017 年 12 月 29 日微信："王老师您好！上次你这张处方患者吃了 7 剂，谷丙转氨酶由 200 多降到 94 了，谷丙转氨酶降到 92。患者很高兴，看了半年多了从来没降这么多，神奇了！谢谢王老师指点。"

按语：小柴胡汤保肝降酶，推陈致新是常识。我信我用，几十年了。因为用过清泻肝经湿热的药方无效，我才以干姜易生姜，加桂枝，有柴胡桂枝干姜汤之意。以防热邪未已，寒证复起，这也是我寒热并用治疗肝病的思维定式使然。

不呕去半夏，仲景明文。加健脾的茯苓、白术，利胆的栀子、姜黄则是我的经验。理所当然，药不我欺。湿热缠绵，嘱原方再服两周。

第五节　肝硬化

病案 1

某女，西安市人，2016 年 5 月 1 日以"肝硬化 1 年，乙肝多年"初诊。

1 年来间断腹痛，腹胀，乏力，饮食睡眠一般，大小便正常。月经量少，色淡。舌暗红，苔薄腻，脉弦。

B 超：门静脉直径 1.6cm。乙肝病毒定量 $2.13 \times 10^4 IU/mL$。同时服用恩替卡韦。

证属肝胆湿热未尽，脾阳受损，气血瘀滞，升降失常。法当护肝胆，利湿热，温脾阳，理气活血，软坚散结，小柴胡汤合升降散化裁：

柴胡 12 克	黄芩 12 克	法半夏 12 克	炙甘草 10 克
桂枝 12 克	干姜 10 克	鳖甲 30 克	牡蛎 30 克
丹参 30 克	桃仁 12 克	白术 10 克	茯苓 10 克
蝉蜕 10 克	僵蚕 10 克	姜黄 10 克	大黄 3 克

黄芪 30 克　　　　枳实 12 克　　　　土茯苓 30 克　　　白芍 20 克

30 剂，每日 1 剂，水煎服。

2016 年 6 月 5 日复诊，腹痛减，入睡难。舌暗红，苔黄腻，脉弦数。上方基础上加黄连 9 克清心火，酸枣仁 12 克养肝安神。凌霄花 12 克散肝中伏火，花蕊石 20 克专消肝中瘀血。古有文献，今当实践。25 剂。

2016 年 8 月 7 日第四诊，上方服用 50 剂，诸症减轻，心情开朗。最新 B 超门脉已由 1.2cm 变为 1.1cm。病毒定量 < 100IU/mL，也就是在正常范围内。湿热相合，难分难解。指标虽令人高兴，药物还需继续服用。上方 30 剂。

按语：乙肝引起的肝硬化很常见，也可以说是癌前病变。中医讲究治未病，在乙肝、肝硬化上下功夫，对肝癌这个癌中之王来说就是治未病。

早年我用小柴胡汤治疗乙肝就是当面学习刘渡舟教授的经验。以之治肝硬化，是张仲景在小柴胡汤条文下有明文："胁下痞硬者，去大枣加牡蛎。"

而鳖甲、丹参、桃仁作为辨病用药，现代多有报道，确有效验。

升降散（蝉蜕、僵蚕、姜黄、大黄）之缩脾，则是我的经验。

随着阅历增加，学养渐厚，酸枣仁、凌霄花、花蕊石，绝非虚投。用心为医者本分，疗效自当在天。

宠辱不惊，大医之一端也。

病案 2

廖某，23 岁，广西北流市人，2006 年 8 月 22 日以"腹胀 3 个月余"初诊。

自述乙肝病史 1 年。3 月前在本地 B 超、CT 诊断为肝硬化腹水。

刻诊：形体瘦小，面色萎黄，腹胀渐次加重，食后尤甚，疲乏无力，肝区隐痛，尿黄便溏，头晕，口干，视物模糊，躁热影响睡眠。舌红，苔薄，脉弦。

肝功能检查：ALT 62U/L，AST 67U/L，A/G 0.7，GGT 112U/L，CREA 127μmol/L。

病为鼓胀，证属湿热成毒，壅滞肝胆，脾虚水停，瘀血内阻。

法当清利肝胆湿热，健脾利水，理气活血解毒。

方用小柴胡汤加味：

柴胡 10 克	黄芩 12 克	半夏 12 克	党参 20 克
大枣 10 克	甘草 6 克	茵陈 30 克	栀子 12 克
田基黄 30 克	垂盆草 20 克	半边莲 30 克	黄芪 40 克
白术 12	茯苓 30 克	山药 30 克	猪苓 20 克
车前草 20 克	厚朴 20 克	大腹皮 20 克	丹参 20 克
桃仁 12 克	鳖甲 30 克	贯众 12 克	

20 剂，水煎服，每日 1 剂。

2006 年 11 月 27 日第 4 诊，上方服用 20 剂后，腹胀减轻。今已服完 50 剂，服药呕吐，腹胀，乏力，嗜睡，喜热食，小便清，大便基本正常。舌红，苔薄，脉弦。

肝功能检查：谷丙转氨酶（ALT）139U/L，谷草转氨酶（AST）97U/L，A/G 1.12。湿热大减，中焦虚寒，取柴胡桂枝干姜汤意，上方去垂盆草、猪苓、贯众，加干姜 10 克，桂枝 12 克，白豆蔻 6 克。30 剂，水煎服，每日 1 剂。

2007 年 3 月 14 日第 5 诊，症状明显减轻，肝功能检查：ALT 51U/L，AST 32U/L，A/G 1.33。上方减量：干姜 6 克，桂枝 6 克，白豆蔻 3 克，其余不变。

30 剂后，症状进一步减轻，舌脉基本同前。B 超已不提示肝硬化及腹水。上方加补骨脂 10 克。

90 剂后，停药 3 个月，2007 年 10 月 23 日第 9 诊，B 超未见异常，肝功能检查：ALT 51U/L，AST 67U/L。效不更方，仍用原方善后。

第六节　肝硬化腹水

拓某，男，63 岁，陕西西安人，2020 年 7 月 4 日上午在西安新城杜万全堂中医院初诊。

现病史：由感冒引起腹胀 40 余天。形体衰弱，气力低微，行动迟缓，腹大如鼓。发病后 10 天内引流腹水总计 2 万余毫升。拔去引流管 22 天，腹部日渐膨隆，胀满憋闷，纳可，眠可，大小便可，恶热，自汗出，不欲饮水，舌暗红，苔厚，脉沉。

既往史：乙肝 20 年，肝硬化 7 年。近日肝功检查：总胆红素 31.4μmol/L。

辨病：鼓胀。

辨证：久病大虚，水湿内聚，肝失疏泄。

治法：扶正祛邪，通调水道，健脾疏肝。

处方：保肝利水汤加味。

柴胡 15 克	黄芩 12 克	姜半夏 12 克	生晒参 12 克
甘草 9 克	桂枝 12 克	白术 12 克	茯苓 50 克
猪苓 30 克	泽泻 15 克	煅牡蛎 20 克	醋鳖甲 30 克
丹参 30 克	桃仁 15 克	赤芍 50 克	半边莲 30 克
田基黄 30 克	大黄 6 克	垂盆草 30 克	鸡内金 30 克
大腹皮 30 克	紫菀 15 克	车前草 30 克	厚朴 20 克
生姜 6 片	大枣 6 枚（自备）		

26 剂，每日 1 剂，水煎服。

2020 年 8 月 8 日西安易圣堂国医馆复诊：服药后腹胀渐消，未再做腹水引流，今形如常人，精神气色佳。气力渐增，唯腿尚无力，食亢，口稍苦，汗多，二便可，舌暗红，苔白，脉沉弦。

处方：上方去煅牡蛎、田基黄、垂盆草、大黄、鸡内金、车前草、厚朴，赤芍减至 30 克，加山药 18 克，龟甲 30 克，黄芪 30 克，28 剂，每日 1 剂水煎服。

按语：肝硬化腹水是中医内科四大难症"风痨臌膈"之鼓胀。我在小柴胡汤疏利三焦水道、五苓散化气行水的基础上酌加软坚散结、活血化瘀、利湿退黄之品，组成自拟方保肝利水汤，治疗肝硬化以及肝癌腹水多年，确有一定疗效。

本案不但加入大量车前草，还加了"提壶揭盖"之妙药紫菀，实在是竭尽全力，不如此不足以保证不再放腹水。结果，天遂人愿，自然要药随症减，进退有据。

第七节　黑疸·癃闭

廖某，男，36岁，广西柳州市人，2011年8月16日初诊。

1个多月前无明显诱因出现身黄、目黑黄，小便黄，伴乏力、纳差、皮肤瘙痒，偶有上腹部胀痛，大便灰白色。

在某医院住院，查肝功能：TBIL 130.2μmol/L，DBIL 90.3μmol/L，ALT 70U/L，AST 87U/L；排除肝炎病毒感染及 HIV 等，抗核抗体谱均阴性。

腹部 CT 及胆道水成像检查未见明显异常及梗阻。经护肝及免疫抑制治疗，患者胆红素值进行性上升，建议 ERCP 检查，患者拒绝。

自动出院后又在某中医院消化科住院，各肿瘤标志物均阴性，行肝胆 MRI 提示胆囊炎，予以中西医结合护肝、改善微循环、激素冲击等治疗，肝功相对稳定，但 TBIL 居高不下，已上升至 440μmol/L，自动出院。门诊求治。

症见身黄，目黄，小便黄，面色晦暗青滞，表情淡漠，愁容满面，皮肤微瘙痒，下肢静脉曲张，乏力，口干，纳少，大便灰白色，质软易行，夜寐尚可。发病后体重减轻约 6kg。舌暗淡，有瘀斑，苔白腻，脉沉细。

病属黑疸，证为肝气郁结不解，瘀血内阻成毒，脾肾虚寒，胆汁不循常道。

以柴胡桂枝干姜汤加味，疏肝化瘀，温补脾肾，利胆排毒，药用：

柴胡 12 克	黄芩 12 克	法半夏 12 克	桂枝 12 克
干姜 12 克	红参 12 克	土鳖虫 10 克	大黄 10 克
水蛭 12 克	益母草 30 克	白豆蔻 10 克	黄芪 50 克

山药 15 克	枸杞子 12 克	薏苡仁 30 克	白术 30 克
鸡内金 18 克	山楂 15 克	麦芽 30 克	鳖甲 30 克
绵茵陈 60 克	栀子 12 克	垂盆草 30 克	金银花 10 克
竹叶 10 克	黄柏 10 克	秦皮 10 克	虎杖 10 克
当归 12 克	浙贝母 15 克	苦参 12 克	厚朴 10 克
鸡骨草 30 克	田基黄 30 克	炙甘草 6 克	

4 剂，水煎服，日 1 剂。

患者自觉效可，因费用报销等原因，8 月 19 日以"黄疸查因，胆管癌？"收入院，查肝功：TBIL（↑）373.1μmol/L，DBIL（↑）233.0μmol/L，IBIL（↑）140.1μmol/L，TBA（↑）36.5μmol/L，ALB（↓）34.8g/L，γ–GGT（↑）83U/L，CHE（↓）3475U/L；CEA、CA-50、肾功、大便常规、尿常规均正常。以上方为主，配合保肝治疗。

2011 年 9 月 2 日，面目黑黄变浅，纳增，下肢静脉曲张明显改善，舌暗淡，瘀斑变浅，苔薄白，脉沉缓。查肝功：TBIL（↑）311.0μmol/L，DBIL（↑）196.2μmol/L，IBIL（↑）114.8μmol/L，TBA（↑）26.1μmol/L，AST（↑）55U/L，γ–GGT（↑）176U/L，CHE（↓）2936U/L。效不更方。

2011 年 9 月 14 日，面目萎黄微黑，气力增加，精神开朗，信心增加，舌暗淡，瘀斑变浅，苔薄白，脉沉缓。复查肝功：TBIL（↑）110.9μmol/L，DBIL（↑）75.0μmol/L，IBIL（↑）35.9μmol/L，AST（↑）46U/L，γ–GGT（↑）116U/L，CHE 4095U/L。仍用前方。

2011 年 11 月 11 日，面目萎黄，舌暗淡，苔薄白，脉沉缓。复查肝功：TBIL（↑）7.1μmol/L，DBIL（↑）15.1μmol/L，余均正常，痊愈出院。

截止 2015 年初，廖某偶来门诊治疗下肢静脉曲张等些许不适，正常工作。

2018 年 3 月初，患者微信给我，因持续腹痛，行 CT 检查：中腹区占位，性质待定，右侧腹腔及腹壁多发增粗迂曲血管影。我建议面诊。

2018 年 3 月 16 日就诊于深圳市宝安区中医院，诉小腹疼痛难忍 10 天，腰部胀痛，大便溏。

2018 年 3 月 8 日彩超示前列腺增生（前列腺 50mm×40mm×37mm），

双肾钙乳囊肿（13mm×10mm、12mm×10mm），膀胱残余尿120.4mL。舌质红，苔黄厚，脉沉细。

患者及家属压力很大，心情急迫。我开玩笑说，什么呀，你的前列腺还没我的大。你有静脉曲张病史，长期不用药，血水互结，在所难免。果然腹壁下肢静脉曲张如蛇。病属癃闭，证系湿热下注，血水互结。

法当清热利湿，疏利三焦，活血利水。但多病之体，阴液暗伤难免，只不过被湿热之象掩盖而已。这就是辨病的必要性。方选当归贝母苦参丸、小柴胡汤合通关丸，不轻时方重经方可矣。

处方（颗粒剂）：

当归2包	川贝母1包	苦参1包	柴胡2包
黄芩1包	姜半夏1包	党参1包	生姜2包
大枣2包	甘草2包	肉桂1包	黄柏2包
知母1包	土茯苓2包	萆薢1包	萹蓄2包
瞿麦2包	金钱草2包	鸡内金2包	延胡索2包
白芍2包	水蛭2包	泽兰2包	益母草2包
车前草2包	车前子2包		

14剂，冲化，每日1剂。

次日一早，夫妻俩各自微信给我，意思相同："昨天服你的一剂药后，昨晚睡觉之前我还担心半夜要是疼难忍了，还要服用止痛药，昨晚居然不用服用止痛药，你开的经方太神奇了，终于摆脱我这10天必须服用止痛药才能安稳睡觉的困扰，非常感谢王教授精湛的医术。"

按语： 黑疸出自《金匮要略》，但和西医学对照较难，我在临床发现的黑疸除了见于肝胆恶性肿瘤，也有普通病症。

本例患者在住我院我科之初，曾有医生要求患者去北京乃至美国诊治，据说网上只有5例，活不过1年。正因为如此，反衬出了中医辨证论治的优势，我很自豪。更自豪的是前后相差好几年，患者还能想到我、找到我，也能用经方时方取效。

第八节　胃息肉

林某，女，50 岁，广西柳州市人，2010 年 5 月 11 日以"口腔溃疡反复发作 1 年，伴心悸、失眠"就诊。

刻诊：面黄肌瘦，胃脘不适，慢性胃炎、胃息肉史多年，舌暗红，脉数。

以寒热错杂，胃失和降辨证，用半夏泻心汤加味。

处方（颗粒剂）：

半夏 12 克	黄连 8 克	黄芩 12 克	干姜 8 克
桂枝 12 克	蒲公英 30 克	连翘 15 克	女贞子 12 克
党参 12 克	茯苓 12 克	当归 12 克	甘草 6 克

每日 1 剂，分 2 次冲服。

服用 20 余剂，口腔溃疡消失，余症皆减。

2010 年 6 月 13 日胃镜检查：Barrett 食管 APC 术后，胃体多发性息肉 APC 术后，慢性浅表性胃炎 Ⅱ 级。病理：（胃窦）中度慢性浅表性胃炎、（胃体）炎性息肉。遂加白芷 10 克，薏苡仁 30 克，马齿苋 30 克。7 剂，冲服。

前后来诊 19 次，服上方 179 剂，2011 年 8 月 20 日复查胃镜、肠镜，未提示胃息肉。

第九节　腹痛

病案 1

李先生微信："王教授你好，你在百忙之中，我又打扰你了，我是河南省驻马店的，今年1月7号能听到你亲自给我们讲课，我感到三生有幸，非常佩服你，你给我们的印象是，医学基本功扎实，乐观，随和，热情，厚道，豁达，勤学，传承，诚实，医学界的经方楷模。我正在听你的讲课音频，我的经方我的梦，并加以关注了，我准备存到U盘，学时方便。

我吃完了这7剂药，夜晚左侧上腹剑突周围疼醒，一次也没发作，白天时疼痛也好多了，后背时痛也减轻了，王教授还继续吃吗？我听你的，谢谢你。"

我回信，请把当时的病情、舌苔、脉象发给我。

回信："左侧上腹剑突周围夜晚睡觉疼痛醒有一年多了，白天时疼痛，按这有压痛，后背干活时疼痛明显，当时舌苔、脉象我记不清了。做胃镜，诊断为慢性浅表性胃炎，彩超都正常，做幽门螺旋杆菌，阳性，我吃两周的西药无用。

你开的药方：

姜半夏 15 克	黄连 9 克	党参 12 克	干姜 12 克
大枣 6 个	炙甘草 9 克	枳实 12 克	桂枝 12 克
当归 12 克	川贝 6 克	苦参 12 克	

现在也有尿急，憋不住，咳嗽，打喷嚏流尿液，我准备好好吃你的药，给我治疗治疗。"我回信曰：原方加黄芪 30 克，继续 1 个月。

按语： 同样是寒热错杂，半夏泻心汤以痞满而不痛为着眼点。如果胃痛，就是《伤寒论》第 173 条对应的方证："伤寒，胸中有热，胃中有邪气，腹中痛，欲呕吐者，黄连汤主之。"

也就是说，半夏泻心汤证是寒热相当，而黄连汤证则是寒多热少。《内经》曰："有寒故痛也。"所以，去黄芩之苦寒，增加散寒止痛降逆的桂枝。一药之变，大相径庭。经方之妙，可见一斑。

小便的问题，我遵张仲景《金匮要略·妇人妊娠病脉证并治第二十》之"妊娠小便难，饮食如故，当归贝母苦参丸主之"，效验多多，无男女之异。虽未说好转，守方不移，加黄芪补中益气可矣。

病案 2

王某，男，45 岁，西安市人，2022 年 5 月 24 日于西安天颐堂中医院初诊。

主诉：左下腹痛 4 年，时兼有右上腹痛、髋痛。

中西医多方治疗未效。影响睡眠，稍怕冷，大便每天三四次。舌淡红，苔白，脉沉。

辨病：肠痈、郁证。

辨证：肠壅气滞血瘀。

治法：通腑利气，活血止痛。

选方：薏苡附子败酱散、四逆散加味。

处方（颗粒剂）：

薏苡仁 30 克	附子 15 克	败酱草 30 克	柴胡 12 克
枳实 30 克	白芍 30 克	甘草 10 克	薤白 15 克
防风 15 克	地榆 30 克	肉桂 12 克	黄连 10 克
木香 10 克			

14 剂，每日 1 剂，分 2 次冲服。

2022 年 6 月 13 日复诊。因信心大增，先给其父代诊，仍要求开颗粒剂。其次方言自己初诊效佳。右上腹、髋、左下腹痛分别缓解百分之八十、五十、三十。依其舌红、苔白、脉滑，原方加独活 15 克，牡丹皮 10 克。30 剂。

按语：《中医内科学》将腹痛作为一个重要的疾病，分为寒邪内阻、湿热壅滞、饮食积滞、肝郁气滞、瘀血内停、中脏虚寒等几个证型。临床是复杂的，对号入座，削足适履，效果岂能尽如人意。

早年我就发表过《大黄牡丹汤治疗结肠曲综合征 12 例》的文章，这在我发表的论文中是极其少见的"大样本"，也使我常认为对于胁下胀痛切忌简单地辨为肝气郁结，以疏肝理气止痛了之，要重视结肠曲综合征，也就是肠痈的多发。

"不明脏腑经络，开口动手便错"。结肠曲综合征这种腹痛，往往是右上腹（结肠肝曲）、左上腹（结肠肝曲）、右下腹（升结肠末端）、左下腹（乙状结肠）一处或两三处同时或主次不同的胀痛。

六腑以通为用，大肠为最。大黄牡丹汤适用于大肠热毒，薏苡附子败酱散则适用于寒热错杂或寒湿阻滞之慢性腹痛者。临床实际往往兼有气机郁滞，这也是成为慢性的多种因素之一。

之所以选四逆散，因为占半壁江山的枳实、芍药就是张仲景治疗产后腹痛的首选方——枳实芍药散，何况四逆散证的或然证就有"或腹中痛"。

再者，薤白是张仲景治疗另一个或然证"泄利下重"的必选药，畅通大肠之气，舍此何求？肠痛多是"肠风"引起，防风必选；地榆治诸疮痛，合用更佳；肉桂辛通气滞；香、连化滞，成药在先。合病合方，散者散也，果然效不我欺。

复诊，加牡丹皮增强肠道之血行，加独活去除腰骻之邪风，"宜将剩勇追穷寇，不可沽名学霸王"。

第十节　久泻
（回肠淋巴滤泡增生、糜烂性胃炎）

叶某，中学生，湖南人，2014 年 3 月 12 日初诊。

久泻不愈 2 年，随父专程来柳州。形体消瘦，怕冷，纳少，晨起时偶有反胃感，天气变凉或进食凉物则便溏作泻，大便每日 3 ～ 7 次，寐可，小便调。舌红，苔薄白，脉滑。

胃镜：慢性浅表性胃炎（流血／渗出型），伴糜烂。肠镜：末端回肠改变，考虑淋巴滤泡增生。以乌梅丸颗粒剂，服药 30 剂，大便每日 2 ～ 3 次。

半年后再诊，情况改善，仍守原方。

2015 年 6 月 11 日三诊，病去六七，但大便仍不成形，每日 1 ～ 2 次；而近半年来以容易感冒为最大苦恼，喷嚏流涕，头身不适，畏寒自汗，舌淡脉弱。辨为手太阳小肠病，桂枝加葛根汤证。以桂枝加葛根汤原方六味药，颗粒剂 20 剂。嘱服至 5 剂后，来电告知效果。

服药 5 天后如期来电，感觉舒适，大便日 1～2 次，接近成形，唯喷嚏还在。9 月 25 日再次来电，告知大便正常已 2 个月，未再感冒。

自按：本案经热蒸现卖，在网上发布后，有了以下微信讨论答问。

问：此案初诊，患者除了"久泻"症状外，是否还要有《伤寒论》厥阴病里说的"厥阴之为病，消渴，气上撞心，心中疼热，饥而不欲食，食则吐蛔，下之，利不止"这些病脉证的其他 1～2 个症状才好处方？或者（据）"久泻利不止"一个症状即可（使用乌梅丸）？请解惑。

答：乌梅丸（仲景）原文（明言）"又主久利"。

问：不用辨证吗？我最吃不准什么时候用乌梅丸，您能详细谈谈您临床上用乌梅丸的体会吗？

答：久利就是"病"。在中医发展史上，辨病论治要早于辨证论治。就像疟疾用常山、青蒿（都是辨病论治）。

问：王老师为何选颗粒剂？

答：问得好。五苓散、平胃散、藿香正气散、参苓白术散主治证候症状几乎都有泻，都用散。

问：可否加黄芪、附片、白术呢？桂枝加葛根汤再加乌梅如何呢？

答：代教嘛，总要有自信。

问：谢谢王老师的分享，我有一个疑问，您病例中的喷嚏、流清涕，兼有便溏不成形，可看成太阳和太阴合病，是否将桂枝加葛根汤中的生姜换成干姜更好呢？

答：问得好。我强调的是病在手太阳小肠经。腹泻是小肠疾病不难理解，桂枝汤就是太阳病主方，加葛根升阳止泻。（头身不适者，以）手太阳小肠经"是动病，嗌痛，颔肿，不可回顾，肩似拔，臑似折。是主液所生病者，耳聋，目黄，颊肿，颈颔肩肘臂外后廉痛"。

袁炳胜按：本案患者初诊，形寒怕冷，消瘦纳少，晨间反胃，遇凉则泻，证属三阴，明也。既有少阴证之形寒怕冷，又有太阴证之纳少反胃，又有厥阴病乌梅丸之"久利不止"，舌脉则兼见寒热，故主以乌梅丸。

　　三诊时，无明显三阴证象及寒热错杂，太阳病见证明显，其病已转出于表，以太阳经、腑（小肠）之证候（头身不适、畏寒自汗，喷嚏流涕、容易感冒，大便不成形）为主，故以桂枝汤加葛根，既可外和营卫、疏达表邪，利太阳之经筋，又可内助脾胃之中气，升阳止泻，药仅6味，但有扶正祛邪、表里同治之妙用。

第六章

泌尿系统疾病

第一节 急性完全性尿潴留

崭某，男，73岁，四肢瘫痪42年，长期在我科住院疗养。

2019年9月22日下午其护理员诉患者从13时至17时未排尿，无畏寒、发热、恶心、呕吐症状。

查体：T 36.5℃，R 20/分，P 75次/分，BP 132/75mmHg，神清，形体消瘦，失语，四肢瘫痪。全身皮肤黏膜无黄染，双下肢可见剥脱性皮疹。舌质红，舌苔厚黄。

心肺（－），上腹部稍膨隆。肝脾肋下未及，双肾区及肝区无叩击痛，腹水征（－）。中下腹隆起明显，未见蠕动波，腹肌无紧张，膀胱区按压时患者有皱眉反应，耻骨上可叩及圆形浊音区。肠鸣音3～4次/分。肛门指诊未查。

既往史：既往有脑缺氧后遗症、四肢瘫痪、自身免疫性皮炎、冠心病、肾结石、脂肪肝、陈旧性肺结核病史，有外伤史，无肝炎病史，无药物过敏史。

辅助检查：血液分析、尿液分析、CRP、肝功能结果基本正常。肾功能：尿酸539μmol/L。泌尿系B超（导尿术后）：左肾囊肿，右肾、膀胱、前列腺声像图未见异常。双侧输尿管未见扩张。

诊断：急性完全性尿潴留。

给予患者热敷下腹部及针灸对症治疗后仍未见患者自行排尿，予留置导尿，引流出尿液600mL，定时夹闭尿管促进膀胱排尿功能恢复，留置尿管48小时后拔出尿管，拔出尿管5小时后患者仍未自行排尿，继续给予患者留置尿管。

2019年9月27日微信请教王三虎教授指导用药，上传患者舌苔图片给王教授，教授处方：

黄柏12克	肉桂10克	知母15克	生地黄30克

麦冬 30 克　　　　百合 30 克

3 剂，水煎服，1 剂 1 日。

3 剂药服后于次日拔出尿管，拔出尿管 2 小时后患者自行排尿，量约 400mL，目前患者大小便正常。中医的奇妙，可见一斑。

按语： 此病属中医癃闭，证属阴液大亏，湿热下注，膀胱气化失司，故养阴燥湿、化气行水为法。以滋肾通关丸合百合地黄汤为主方取效迅速，既是情理之中，也出意料之外。

滋肾通关丸通水道于下，百合地黄汤开水之上源，加麦冬增强养阴增液之力。其实原方开的是百合 60 克，生地黄 60 克，因为"七年之病，三年之艾"，患者作为荣誉军人，卧床数十载，积重难返又添急症，不大量不足以"济羸劣以获安"。

但中医科转方的医生认为量太大不敢开，廖医师征求我的意见，也有勉为其难的意思。我说，那两个 60 克，各减为 30 克，中药是必须的。不要说滋肾通关丸得心应手，《备急千金要方》用麦冬一味治"洪水"感悟至深，《神农本草经》百合"利大小便，补中益气"更是热蒸现卖，跃跃欲试。实验不爽，果然不我欺也。

在中华人民共和国成立 70 周年的大喜日子里，传来我为英雄老兵网络义诊获效的消息，何幸如之！

（本节共同作者：王三虎，廖静妮）

第二节　尿失禁

刘某，女，29 岁。

主诉：产后小便失禁 2 个月。

患者自述产后出现小便频数且站立行走时即有小便流出，无其他明显不适。经在本地中西药治疗无效，于 1991 年 3 月 5 日来第四军医大学西京医院就诊。泌尿外科诊断为压力性尿失禁，建议保守治疗3个月，若无效则进行手术治疗，遂来中医科求治。

患者体态中等，面色略显苍白虚肿，自汗，舌质偏红，苔微黄，脉细弱。又诉大便二三日一行，质地干硬。

思此证尿失禁、频数、大便秘结、自汗，与脾约证相似，尿失禁乃系小便频数之甚者，乃投麻子仁丸加味：

麻子仁15克	杏仁12克	大黄8克	枳实10克
芍药12克	厚朴12克	金樱子12克	

4剂。

3月12日复诊，谓服药后大便通畅，小便即恢复正常。停药后大便又干结难下，小便也不能自控。药证相符，嘱常服麻子仁丸，保持大便通畅，携药回家。后托人来告，病愈2个月，未再复发。

按语：仲景尝谓："小便数者，大便当硬。"脾约证是以大便秘结、小便频数为特征，虽未言其小便失禁，但小便异常与大便秘结之关系，由此可见端倪。据报道，遗尿儿童多有便秘史，用麻子仁丸治疗有良效。

第三节 淋证

江西石城县中医院王永华医师2017年7月27日微信求方："男，26岁。大便后阴茎灼热，有尿意，灼热则欲解小便，有淋漓滴滴感，分叉，小便时黄时清，经常背部疼痛，呼吸觉累。动则汗出，怕寒怕热，苔白略厚，脉细有力。

患者吃了其他医生的六味地黄类、肾气丸、补中益气汤、左归、右归等都没有效果。求思路及良方。"

我回答：龙胆泻肝汤、小蓟饮子、当归贝母苦参丸。

王医师开出下方：

桂枝 6 克	茯苓 30 克	猪苓 15 克	白术 10 克
泽泻 15 克	柴胡 10 克	黄芩 10 克	甘草 5 克
当归 6 克	白芍 15 克	浙贝母 10 克	苦参 10 克
知母 10 克	黄柏 10 克	车前草 15 克	小蓟 15 克
生姜 2 片	大枣 3 枚		

3 剂，每日 1 剂，水煎服。并说："留了患者电话，到时候回访一下。我是真没有把握。感谢王老师。"

2017 年 10 月 11 日，王医师在微信群发表反馈意见，3 剂痊愈。感谢云云。

按语：湿热未尽，阴液已伤，才是本病的基本病机。当归贝母苦参丸，再一次展现魅力。经方，经方！

第四节　紫癜性肾炎

病案 1

雷某，女，18 岁，陕西合阳人。1989 年 12 月求诊于西京医院。

此女于我老家的邻村居住，刚接父班（汽车油漆工）不到一个月，以紫癜性肾炎 3 次入住西安某附属医院，已缠绵 3 年，不能出院上班，尿蛋白 3 ～ 4 个 "+"，且形容日渐加重，同村相传濒临死亡，即将运回，已有人在门前烧纸钱以防晦气云云。

恰巧其兄突然想起初中同学的我，乃持病历问诊。看到前医多个益气健脾的处方，方知不效的根源是囿于"脾不敛精"的俗套，忘记了白蛋白就是血液中的重要组成，耗血动血何尝不是一个主要病机。乃以犀角地黄汤加味处之。

不料一周后，患者出院来到门诊，尿蛋白 3 个 "+"，喜出望外，不敢变方。其后每周 1 次，加加减减，前后一年半始告痊愈，为我当初患者群的建立立下根基，也是我在家乡的一面旗帜。现在我书房的巨幅张仲景像（复制）就是其15年后从事个体职业的看家本领。

病案 2

张某，男，48岁，柳州人，2012年11月11日以"紫癜性肾炎"求诊。

自述患病3个月，多处求医，激素等用之多矣，但皮下紫癜和尿蛋白、隐血始终不能彻底消退，遇感冒加重，用药好转，时起时伏。家属暗告，多家医院表示方法有限，预后不妙。

刻诊：形高体丰，面色黄赤，下肢布满片状紫色斑片，四肢浮肿，行动不便，尿黄便干，舌红体胖，舌苔薄白中见黄，脉数。

证属风毒入血，耗血动血，病程日久，气不摄血，法当祛风清热，凉血解毒，益气止血，宜消风散合犀角地黄汤加味。

处方：

羌活 6 克	防风 10 克	防己 12 克	荆芥炭 12 克
水牛角 30 克	生地黄 30 克	牡丹皮 12 克	赤芍 12 克
连翘 15 克	紫草 15 克	槐花 20 克	土茯苓 30 克
甘草 10 克	党参 12 克	黄芪 30 克	白术 12 克
茯苓 12 克	仙鹤草 30 克	地榆炭 50 克	三七粉 3 克（冲）

7剂，水煎服。

3日见效，连服21剂，皮下紫癜彻底消退，尿常规多次检查未见异常。尽管再三提醒，热毒虽退，谨防灰中有火，饮食清淡，充分休息，坚持用药，但患者自以为是，销声匿迹。

2013年冬，遇寒又发如前，似乎来势更猛，慌张复诊，原方30剂复常。2015年1月10日家属来述，复发1周，人在外地，求前方，乃予。

第五节　肾病综合征、膜性肾病

马某，男，48岁，陕西省合阳县人，2021年4月5日经旅加华人医生（未曾谋面的合阳老乡）介绍到西安市自强西路天颐堂中医院初诊。

脚肿起病，西医诊断为肾病综合征、膜性肾病（Ⅱ～Ⅲ期）、肾性高血压4年余，尿蛋白：1.43g/24h，免疫制剂利妥昔单抗每次800mg，肌酐68μmol/L。尿常规：尿蛋白（＋＋），尿潜血（＋＋＋）。眠差，舌淡胖，苔白，脉沉。幽门螺旋杆菌（＋）。

辨病：水气病。

辨证：二焦水道不利，气机不畅，血热伤络。

选方：小柴胡汤、五苓散、苏叶黄连汤、犀角地黄汤加减。

处方：

柴胡12克	生黄芩12克	姜半夏12克	甘草5克
生姜6克	党参15克	大枣30克	桂枝10克
茯苓30克	猪苓10克	炒泽泻10克	生白术10克
紫苏10克	黄连10克	水牛角丝30克	生丹皮12克
赤芍12克	藕节炭20克	生地黄30克	

25剂。

2021年4月30日二诊：白蛋白35g/L，尿蛋白2.9g/24h，尿蛋白（＋＋），尿潜血（＋＋＋），舌淡白，脉沉。上方30剂。

2021年5月30日三诊：尿蛋白（＋＋＋），尿潜血（＋＋），尿蛋白2.28g/24h。舌淡胖，苔白，脉滑。上方加藕节炭20克，28剂。

2021年6月29日四诊：白蛋白39.5g/L，总蛋白62.4g/L，尿蛋白1.52g/24h，尿蛋白（＋＋＋）。眠差，舌淡红，苔黄，脉滑。上方加黄芪30克，28剂。

2021年7月30日五诊：尿蛋白0.72g/24h，尿蛋白（＋＋），肌酐

53μmol/L。舌淡，苔水滑，脉滑。上方加夜交藤 30 克，28 剂。

2021 年 8 月 31 日六诊：尿蛋白 0.64g/24h，尿蛋白（+++），尿潜血（+），肌酐 47μmol/L。舌淡胖，舌淡红，苔薄，脉沉滑，眠差，有效睡眠 7 小时。上方 28 剂。

2021 年 9 月 29 日七诊：尿蛋白 0.56g/24h，尿潜血（++），肌酐 46μmol/L。舌淡，苔白，脉沉。上方加贯众炭 20 克，30 剂。

2021 年 11 月 3 日取上方 30 剂。

2021 年 12 月 6 日八诊：尿蛋白 0.22g/24h，尿潜血（+），肌酐 48μmol/L。舌淡胖，脉滑。上方改党参 20 克，30 剂。

2022 年 2 月 14 日九诊：病情稳定，血压正常，已停服降压药 3 个月，舌淡红，苔薄白，脉沉。上方 40 剂。全方如下：

柴胡 18 克	生黄芩 12 克	姜半夏 12 克	甘草 10 克
干姜 10 克	党参 20 克	大枣 30 克	桂枝 15 克
茯苓 30 克	猪苓 10 克	炒泽泻 10 克	生白术 10 克
紫苏 10 克	黄连 10 克	水牛角 30 克	生牡丹皮 12 克
赤芍 12 克	生地黄 30 克	黄芪 30 克	夜交藤 30 克
生杜仲 15 克	怀牛膝 20 克	焦栀子 15 克	

2022 年 4 月 1 日十诊：病情好转，尿蛋白 0.17g/24h，肌酐 50μmol/L，尿素 4.39mmol/L，白蛋白 46.3g/L，尿蛋白（+），尿潜血（+）。继用上方 45 剂。

2022 年 10 月 5 日十三诊：连续两次共用上方 90 剂，要求再服前方 45 剂。

按语：肾病综合征等一类肾病，我多年的方法就是以小柴胡汤、五苓散疏利三焦、化气行水，苏叶黄连汤升清降浊，犀角地黄汤凉血止血，修复脉络。但像这个患者纯用中药、资料较为详细连续、指标持续下降、症状较少的例子并不多。

第六节　肾结石

邵某，男，45 岁，2020 年 8 月 30 日于深圳市宝安区中医院初诊。

主诉：右上腹疼痛阵作，血尿 1 周。

形丰面黑。X 线片提示肾结石 5mm×3mm。遇冷则喷嚏流涕，打鼾，食亢，眠可，大小便正常。舌淡红，苔白，脉弦。

辨病：砂石淋、血淋。

辨证：湿热下注。

治法：清利湿热，止血排石。

方选：蒲灰散、芍药甘草汤、小柴胡汤加味。

处方：

生蒲黄 20 克	滑石 15 克	白芍 30 克	甘草 10 克
柴胡 15 克	黄芩 15 克	海金沙 30 克	鸡内金 60 克
虎杖 10 克	威灵仙 30 克	茯苓 20 克	土茯苓 30 克
车前草 15 克			

14 剂，每日 1 剂，水煎服。

2020 年 9 月 19 日复诊，其间有一两次短暂的腹痛，自动消失。舌同前，脉滑数。守上方 14 剂。

2021 年 1 月 23 日其妻带孩子找我看病时，说老公的肾结石，吃了一个月中药，再拍片子，结石消失了。嘱其微信告知我，以便记录积累经验。

按语：砂石淋，有现代检查手段，诊断容易多了。这时的血尿，自然从属于砂石淋。

本案用经方蒲灰散活血利水止血，急则治其标；芍药甘草汤缓解输尿管挛急、止腹痛，输尿管的结石随着肌肉痉挛的缓解，往往会顺流而下。

小柴胡汤疏利枢机，通调三焦水道，增强冲刷结石之力。

加海金沙、鸡内金、虎杖化石通淋；加威灵仙增强缓急止痛之力。

加茯苓、土茯苓、车前草利水，增加冲刷结石之力。

本案影像资料不详，估计是处于肾上盏或肾盂部位，药到病所，多方合力，顺势而已。难治的结石，远非此方所能获愈。知己知彼，方是老医所言。

第七章

血液病

第一节　再生障碍性贫血

巨某，女，56 岁，已婚，干部，新疆巴楚县红海乡人，2002 年 12 月 25 日就诊。

患者于 2002 年 9 月无明显诱因出现身体不适，乏力，食欲差，1 周后乏力加重，感觉心慌、气短，并伴有四肢震颤，遂入巴楚县医院，按贫血治疗，病情加重急转入喀什市解放军十二医院，吸氧，输血后病情缓解。

骨髓细胞学报告：①骨髓增生极度低下，G ：E=25 ：1。②红细胞系统增生极度低下，占 2.0%。③淋巴细胞增生相对活跃，占 39.0%，均为成熟淋巴细胞。④异常组织细胞明显增多，占 7.5%。

结合临床及周围血象诊断为"急性再生障碍性贫血"。给予司坦唑醇、醋酸尼泼松、环孢素等。治疗近 3 个月，须每周输血 1 次，遂前往西安第四军医大学肿瘤研究所，查血常规＋网织红细胞：WBC 5.0×10^9/L，RBC 3.2×10^{12}/L，HGB 89g/L，PLT 8×10^9/L，RC 0%。

按"急性再生障碍性贫血"收住院治疗。

西医治疗方案：环孢素 A 150mg/d，司坦唑醇 3 粒 /d，醋酸泼尼松 20mg/d。

初诊：患者面色无华，唇舌苍白，疲乏，全身皮肤斑疹，色紫暗，大如铜钱，小如芝麻，以胸部为主。胸口针扎样剧痛，四肢震颤，心烦口干，腰痛腿软，舌绛，脉数。

病属虚劳，证属毒热入血，髓亏精枯，气血两虚。法当凉血散血止血解毒，佐以补血填精益气。

方以犀角地黄汤化裁：

水牛角 30 克	生地黄 30 克	白芍 12 克	牡丹皮 12 克
紫草 15 克	槐花 10 克	旱莲草 12 克	三七 5 克（冲）
熟地黄 20 克	阿胶 10 克（烊化）	龟甲 12 克	山茱萸 12 克

炙黄芪 40 克

12 剂，每日 1 剂，水煎服。

二诊：2003 年 1 月 10 日，上方连续服用 12 剂，患者自觉力增，皮肤出血点逐渐消失，夜间低热，舌质暗较前变浅，脉数，系热毒渐减，阴虚火旺，拟在清热解毒，凉血止血，活血化瘀，补肾填精基础上，佐以清虚热药。拟方如下：

水牛角 30 克	生地黄 30 克	赤芍 12 克	牡丹皮 12 克
紫草 12 克	龟甲 12 克	熟地黄 30 克	山茱萸 12 克
女贞子 12 克	旱莲草 12 克	桑椹 12 克	阿胶 10 克
银柴胡 12 克	地骨皮 12 克	玄参 12 克	白薇 12 克
黄芩 10 克	仙鹤草 10 克	何首乌 12 克	

加减：手足抽搐，加天麻 12 克、白芍 12 克、生甘草 6 克、木瓜 10 克、生龙牡各 30 克。每日 1 剂，水煎服。

三诊：2003 年 3 月 6 日。上方连续服用 30 剂左右，自觉症状减轻，因近 2 个月仅输血 2 次，以为病情好转，其中 3 周未用中药。

西药因副作用逐步减量，自 1 月 13 日起醋酸泼尼松 15mg/d，3 月 1 日起减至 10mg/d；2 月 20 日起司坦唑醇 2 粒 / 日；2 月 15 日起环孢素 A，减至 100mg/d，2 月 25 日停药。

近日查血常规＋网织红细胞：WBC 2.5×10^9/L，RBC 1.36×10^{12}/L，HGB 43g/L，PLT 18×10^9/L，RC 0.029%。

刻诊：腰部疼痛明显加重，下肢拘挛冷痛，晨起腰骶僵硬，不能起床，生活难以自理，畏寒，舌暗淡，脉弱。此系阴虚及阳，阴阳两虚，精血俱亏，感受风寒。法当阴阳双补，填精血，益肝肾，祛风寒。

方用独活寄生汤加味：

独活 12 克	桑寄生 12 克	秦艽 12 克	防风 10 克
细辛 5 克	川芎 12 克	当归 20 克	赤芍 30 克
肉桂 5 克	茯苓 15 克	杜仲 18 克	牛膝 12 克
龟甲 12 克	紫河车 6 克	鹿角胶 10 克（烊化）	
生龙骨 30 克	生牡蛎 30 克		

24 剂，每日 1 剂，水煎服。

四诊：2003 年 4 月 9 日。上方连续服用 24 剂。3 月 29 日停用司坦唑醇。6 剂后症状逐渐减轻，3 月 25 日输血 1 次。西药全部停用。

刻诊：畏寒乏力，小便频数，面色无华，舌质淡，脉细弱。仍当阴阳双补，加血肉有情之品填补精血，药用：

蛤蚧 1/2 对	附子 6 克	肉桂 6 克	金樱子 12 克
紫河车 5 克	覆盆子 12 克	海马 3 克	龟甲 10 克
补骨脂 10 克	熟地黄 20 克	山茱萸 20 克	杜仲 12 克
狗脊 12 克	枸杞 12 克	菟丝子 12 克	沙苑子 12 克
白芍 20 克	白芥子 10 克	炙黄芪 30 克	当归 12 克
何首乌 12 克	炙甘草 10 克	鹿角胶 10 克（烊化）	

每日 1 剂，水煎服。

五诊：2003 年 4 月 23 日。近 1 月未再输血，查血常规 + 网织红细胞：WBC $4.5×10^9$/L，RBC $2.23×10^{12}$/L，HGB 74g/L，PLT $14×10^9$/L，RC 0.02%。

刻诊：腰部疼痛减轻，无其他不适症状，表明患者已具备造血功能。大量温补见功，仍属肾阴肾阳俱损，任重而道远，须持之以恒，继用上方。

六诊：2003 年 5 月 15 日。病情日久，患者厌烦服药，服用上方 6 剂停药。查血常规 + 网织红细胞：WBC $3.4×10^9$/L，RBC $1.6×10^{12}$/L，HGB 56g/L，PLT $12×10^9$/L，RC 0.02%。

刻诊：双下肢可见 1 ～ 2cm 出血点，大病初向愈，不宜停药过长。继用上方。

七诊：2003 年 7 月 5 日。上方间断服用 20 剂。查血常规 + 网织红细胞：WBC $2.5×10^9$/L，RBC $1.56×10^{12}$/L，HGB 51g/L，PLT $22×10^9$/L，RC 1.8%。停药观察 20 天，患者精神状态佳，无不适症状，食欲好，睡眠佳，生命体征平稳。

患者不但可以上下楼自如，而且每日晨起，在附近校园内与众老人翩翩起舞，与 3 个月前不能下床相比已判若两人，于 2003 年 7 月 12 日好转出院。

按语： 再生障碍性贫血属疑难病之一，西医学尚无特效疗法。本案的成功，在于无论初期兼见热毒入血，还是后期兼见肾阳亏虚，始终针对虚劳这种疾病"髓亏精枯，气血两虚"的本质，注意精血互化、气血相生、阳生阴长的关系。尤其注重应用力专效宏的血肉有情之品。

本案提示中医不仅辨证，也讲究辨病。只有辨病清楚，才能对疾病的发生发展、证情的变化有主动的、全面的、见微知著的把握。

第二节　急性淋巴细胞白血病

病案 1

杨女，9 个月，西安市人。其父是我以前医院同事。2017 年 2 月 5 日抱女找我，言其女发热 1 个月，体温 38℃以上，日夜哭闹不宁，皮肤苍白，中度贫血，肝脾肿大，3 周前骨髓穿刺活检确诊：急性淋巴细胞白血病。

医院要求马上化疗，所言预后则令所有人沮丧。与其希望不大，不如找中医。我看这么大的小孩，服药困难，连连摇头，也告回天无力。但同事坚持，也只得诊断处方。

刻诊：面黄无华，身热拒食，大腹胀满，青筋暴露，两胁下硬块，哭闹不安，舌淡纹红。病属急劳，证属风热邪毒，直犯少阳，入血入髓，肝脾受侵。法当疏利三焦，扶正祛邪，清热解毒，引邪外出。

方用小柴胡汤加味：

柴胡 6 克	黄芩 3 克	法半夏 3 克	人参 3 克
生姜 3 克	炙甘草 6 克	赤芍 6 克	青蒿 6 克
金银花 6 克	连翘 6 克。		

颗粒剂，开水冲化，分 3～5 次灌服。

2017 年 6 月 4 日，抱小孩来诊。言上方坚持服用，病情逐渐好转。体温日趋正常，肝脾早已回缩。如今食欲、二便、嬉戏如常，额现青筋，舌红，纹淡紫，唯药后腹泻。

我掩面沉思，邪毒未尽，要防灰中有火，死灰复燃。小小孩童，灌中药竟不困难。大难不死，此药切中病机，抑或是天之有眼，要么兼而有之。可以加药无虞矣。上方加败酱草6克，牡丹皮3克，葛根3克。

按语： 风为百病之长，白血病也不例外。风热邪毒，直犯少阳，入血入髓，若不截断扭转，阴阳离决何疑。好在我们有经方小柴胡汤扶正祛邪，赤芍、金银花、连翘凉血清热解毒，青蒿引邪外出。

药中肯綮，喜出望外。复诊既然认药，则效不更方。脾胃尚健，加重凉血解毒之力，败酱草、牡丹皮考验已久，甚至可以说非此莫属。葛根助邪外出，兼止腹泻。小小孩童，脾胃娇嫩，实在不忍再妄加一味。

病案 2

经方抗癌进阶班学员陈贱平医师微信："王老师，向您报告一个病例并请您给予指导。患者女，61岁，2017年在江西省二附院诊断为急性淋巴细胞白血病，未化疗，当时白细胞$5.0×10^9/L$，于2017年1月7日带着南昌专家的处方让我抄方，至9月7日白细胞增多到$10.9×10^9/L$，此时患者决定要我开方了。

患者面色无华、神疲乏力，时感头晕、食欲二便均可，舌质淡胖，苔薄少黄，脉细数无力。初诊选择了您线上讲座的处方：

败酱草30克	青黛3克	蒲公英15克	龙葵20克
半枝莲15克	白花蛇舌草20克	甘草10克	炙黄芪20克
当归12克	川芎10克	白芍15克	丹参15克
熟地黄12克	山萸肉30克	枸杞子12克	

10月10日复查白细胞减少到$9.4×10^9/L$，加大败酱草为40克，11月18日减少到$5.4×10^9/L$，加怀山药10克，12月19日白细胞减少到$4.9×10^9/L$。上次已经加了瓦楞30克，牛膝30克。

患者现精神可，已无不适，但右侧腹股沟有个淋巴结比原来大了一些，另外颈部和左侧各有两个肿大的淋巴结没变化。

2018 年 1 月 23 日白细胞降到了 $3.7×10^9$/L。2 月 27 日复诊两颌下淋巴结继续肿大，腹股沟淋巴结稳定，今天加了浙贝母 15 克、牡蛎 10 克，请王老师指导应该怎样加减药物。"我回复：再加鳖甲 30 克，煅牡蛎 30 克，加强软坚散结功效。

3 月 30 日白细胞降到 $1.9×10^9$/L，未变方。4 月 10 日微信："王老师您好！这个白血病患者今天化验结果白细胞已近正常（$10.62×10^9$/L），但颌下和腹股沟淋巴结肿大没有缩小，请您指导。"我回复："加猫爪草 15 克，土贝母 15 克。"

按语： 我发现白血病的主要病机是血中热毒，以大剂量败酱草为主的自拟方，灵感来自败酱草能"化脓血为水"，古人不我欺也，我也在专著和中医在线个人订制课程《活用经方让你成为抗癌专家》中如实告诉读者和学生，中医的春天来了，万紫千红，何幸如之！

与此同时，陈贱平医师还有一段话，一并托出，所谓无独有偶："王三虎经方抗癌进阶班学成归来首次体验。

患者，男，63 岁，肝癌并纵隔、肋骨转移，腹胀、胸痛、咳嗽、盗汗、口苦口干、心烦，舌质淡暗，苔少。2017 年 11 月 21 日初诊，首用柴胡桂枝干姜汤加味 14 剂，腹胀减，咳嗽盗汗止，胸痛依旧，日服吗啡 2 片。

12 月 4 日复诊，听了王三虎老师的讲座，就加木防己汤 7 剂。

2017 年 12 月 11 日三诊，诉胸痛减半、且吗啡仅服 1 片，效不更方，上方再进 7 剂。说明王老师用木防己汤治纵隔肿瘤的经验有效。

2018 年 2 月 6 日复查，其他结果还算稳定，但肋骨转移灶出现了病理性骨折，加了骨碎补、自然铜、土鳖虫，少量胸水加了葶苈子。"

第三节　中枢神经系统白血病

易某，男，5 岁。湖南人。2018 年 10 月 14 日初诊。

主诉：急性淋巴细胞白血病 4 个月。

4 个月前确诊为急性淋巴细胞白血病，后化疗 4 次，颅内感染后查为中枢神经系统白血病，白细胞较前增高，于某省级儿童医院建议终止治疗，其父也有此意。其母不忍，经朋友介绍，千里迢迢来深圳市宝安区中医院王三虎经方抗癌工作室就诊。

刻诊：神清，精神可，面黄，满月脸，水牛肩，恶寒怕风，发热时加重，汗出，眉间疼痛，食欲差，食量少，眠浅易醒，大小便可。舌淡红，苔厚，舌下络脉正常，脉弱。

诊断：血证，风热入髓。

治法：补益精血，疏泄少阳，调和营卫。

选方：柴胡桂枝汤加味。

处方（颗粒剂）：

北柴胡 12 克	桂枝 6 克	姜半夏 9 克	黄芩 10 克
人参 12 克	白芍 10 克	炙甘草 6 克	大枣 20 克
生姜 3 克	醋龟甲 10 克	山药 10 克	山萸肉 10 克
五味子 6 克	巴戟天 10 克	枸杞子 10 克	女贞子 10 克
黄精 15 克	鳖甲 10 克	青蒿 10 克	骨碎补 10 克
鸡内金 10 克	桑椹 10 克	蜈蚣 2 克	全蝎 3 克

共 5 剂，每日 1 剂，分二三次冲服。

2018 年 10 月 17 日复诊：服药后诉身痒，双肘尤甚。身痛怕碰，食欲增加，偶有前额疼痛，皮下散在红色冒针头大小皮疹。大便稀，色黑。舌淡红，苔厚，脉弱。风邪外出之象。当因势利导，在原方基础上加石楠藤 10 克，石膏 30 克，生地黄 10 克，牡丹皮 10 克，防风 10 克，荆芥 10 克，天麻 10 克，蒺藜 10 克。共 14 剂。

2018 年 11 月 25 日第三诊：未诉身痒，头皮个别散在红色冒针头大小皮疹。舌脉同前。效不更方。45 剂。

2019 年 4 月 22 日第四诊：服上方后，前述症状消失。经济原因加上已行如常人，乃停药至今。偶有头痛 1 个月，今日我院复查颅脑磁共振，结果无异常。纳眠可，大小便正常。个子见长，喜动爱笑，面色如常，舌淡红，苔薄，脉弱。仍用上方56剂。

按语：白血病是我专门从事中医肿瘤专业以前就颇有心得的疾病。二十年来，阅历日渐丰富，思考不断深入，"风邪入里成瘤说"就是新学说的代表。风邪从少阳入骨髓，与伏毒相合，伤血动血，是我对白血病的最新认识。

该患儿就是这种理论的受益者。当时其母问我可有把握，我答：听天命，尽人心。半年多过去，喜出望外。当医生能有如此回报，夫复何求！（本文由研究生吴晓凤协助整理）

本文在我的公众号和微信空间发表后，反响强烈，短期阅读量超过6000，留言很多。其中中医鬼谷子张胜兵的留言长而详，自成一说。我也进行了解释和说明。

古语云：千人之诺诺，不如一士之谔谔。我就破例把当时的争论（一字不改）附在文后，以供同仁参阅思考。这也是提倡学术争鸣的一种个人努力和具体表现。

另外，还有两个留言，角度不同，是对本文的旁证和深度解读，也一并附上。本着实事求是的原则，过誉之词也没擅自删减，敬希读者见谅。

附：微信讨论

阎建国中医师攻克疑难病证：王师三虎先生断患儿面黄乃土弱血败，满月脸、水牛背乃激素后遗症，脾肾两亏，恶寒怕风、发热时加重、汗出、眉间疼痛乃荣卫不燮，投桂枝汤。食欲差，食量少，眠浅易醒，大小便可乃少阳之枢左旋右转升降失施，故合小柴胡。先生宗医圣知寒热而调荣卫，纳差而调少阳之枢纽升降阴阳，用大队补督脉、藏精气并收透伏邪之品，进退维谷，因势利导，应对当今不治之顽疾而得平安，又创"风邪入里成瘤说"新说。实乃王师三虎先生用药法象，取类仲景药证造化，天道酬功，造福社稷，挽危救厄。叩拜王师，请允愚弟冗言不经。

建辉：王老师医术精湛，医者仁心！易小朋友在某省儿童医院高热不退，在ICU已奄奄一息，病危通知单上七八种并发症，医院告之，回天无力（当时他们还欠了医院几万元出的院）。他母亲朋友圈我也经常关注，是我亲眼见证，西医束手无策的"脑白"，在王老师精湛的医术面前也只是"纸老虎"。

第四节 噬血细胞综合征

张某，女，34岁。陕西榆林人，2021年11月10日于西安天颐堂中医院初诊。

发热起病半个月后，目黄，皮肤黄，住院诊断：嗜血细胞综合征，巨细胞病毒感染。治疗半年余，仍反复发热。化疗7个疗程，肝功能异常，满月脸，颧赤，皮肤甲错，眠可，纳可，面黑，腿软。舌红，苔黄厚，脉沉数。

辨病：发热、阳毒、血症。

辨证：邪毒泛滥，血热血瘀，久病伤肾。

治法：清热解毒，凉血散血，补肾养阴。

方用：小柴胡汤、升麻鳖甲汤、犀角地黄汤加减。

处方：

升麻 30 克	当归 15 克	鳖甲 10 克	花椒 6 克
甘草 10 克	柴胡 10 克	生黄芩 12 克	姜半夏 15 克
生晒参 12 克	大枣 30 克	牡丹皮 15 克	水牛角 30 克
赤芍 30 克	生地黄 60 克	山药 15 克	炙黄精 30 克
地榆 50 克	槐米 30 克	防风 10 克	炙麻黄 10 克

9剂，日1剂，水煎2次分服。

2021年11月19日复诊：服药后未再发热，血红蛋白由90g/L升至111g/L，肌肤甲错好转，肝功好转，舌红有瘀，脉沉。守上方，10剂。日1剂，水煎2次分服。

2021年11月29日第三诊：诸症好转，双肺炎性渗出范围缩小，舌红苔薄，脉沉。当加强清热凉血活血之力，上方加大青叶30克，土鳖虫10

克。30剂，日1剂，水煎2次分服。

2022年5月13日第四诊：未受疫情影响，患者坚持中西医治疗。在本地坚持服用上方至今，未再发热，偶咳。复查各项指标，均为阴性。面赤，手指关节疼，4个月来时轻时重，舌质红绛，苔白，脉弦数。

"炉烟虽熄，灰中有火"，外邪乘虚袭表。上方减鳖甲、柴胡、槐花量，去黄精，加羌活、威灵仙、防风，增强祛风止痛之力。

处方：

升麻 30 克	当归 15 克	鳖甲 10 克	花椒 6 克
甘草 10 克	柴胡 10 克	生黄芩 12 克	姜半夏 15 克
生晒参 12 克	大枣 30 克	牡丹皮 15 克	水牛角 30 克
赤芍 30 克	生地黄 60 克	山药 15 克	地榆 20 克
槐米 10 克	防风 10 克	炙麻黄 10 克	土茯苓 30 克
忍冬藤 30 克	连翘 30 克	白薇 10 克	大青叶 30 克
土鳖虫 10 克	羌活 12 克	独活 12 克	威灵仙 15 克
防己 15 克			

30剂，日1剂，水煎2次分服。

按语：同一种疾病都有轻、中、重的不同。作为老中医，我们遇到的经常是危重症或西医效果不佳的病患。噬血细胞综合征（HLH）是一种单核巨噬系统反应性增生的组织细胞病，主要是细胞毒杀伤细胞（CTL）及NK细胞功能缺陷，导致抗原清除障碍，单核巨噬系统接受持续抗原刺激而过度活化增殖，产生大量炎症细胞因子而导致的一组临床综合征。

噬血细胞综合征主要表现为发热、脾大、全血细胞减少、高甘油三酯、低纤维蛋白原、高血清铁蛋白，并可在骨髓、脾脏或淋巴结活检中发现噬血现象。家族性噬血细胞综合征预后差，疾病进展迅速。继发性噬血细胞综合征的治疗较为复杂。如果治疗困难、失败或疾病复发，可考虑行骨髓移植术。中医公开报道治疗本病不多，我就将"先睹为快"变为"先报为快"。

我经常说："遇到疑难怎么办，经典著作找答案。"《金匮要略》用小柴胡汤治疗"诸黄"，升麻鳖甲汤治疗"面赤斑斑"的阳毒以及《备急千金要方》犀角地黄汤治疗"血症"，都给我了治疗的信心和方法。半年来未再发热，患者只能"一日不可离此君"。今血中热毒虽退，风邪又乘虚而入，这种复杂局面，只能步步为营，安内攘外并行。阶段性成果，愿与诸君共赏。

第八章

皮肤疾病

第一节　皮肤瘙痒

桂枝麻黄各半汤是我用来治疗荨麻疹以及皮肤瘙痒的效方。因为张仲景在《伤寒论》第23条说过"面色反有热色者，未欲解也，以其不得小汗出，身必痒，宜桂枝麻黄各半汤"。

用我的话说，荨麻疹怎么出现的？那不就是外有风寒，内有热，冲不出去，才出现风团，当然一般我加石膏。

近几年来，我用桂枝麻黄各半汤治疗荨麻疹效果可靠，也逐步体会出麻黄、桂枝在治疗银屑病等顽固性皮肤病的优势。在我"风邪入里成瘤说"的理论指导下，肿瘤临床应用这种思路的机会也不少。

西安刘某，男，64岁。2020年7月2日初诊以"右手麻木，脚心发痒1个月"为主诉，确诊急性非淋巴细胞白血病，化疗1次，症状不解。我用桂枝麻黄各半汤合犀角地黄汤，其中麻黄5克，桂枝10克，大枣50克。结果，2020年7月10日复诊时，一进门，其夫人就说，这药太神了，只吃1剂就不痒了。

第二节　颈部色素沉着

龙某，女，21岁，浙江义乌人。2020年10月14日网诊。

患者2～3个月前脖子开始发黑，瘙痒，开始的时候手腕也有，后面好了，只是有点痒，左手腋窝周围也有。2个月前小肚子痛经痛得厉害，开始是红色，后面变黑，量少有血块，7天干净，早晨有痰像灰尘色，但不咳嗽。右眼睛有一小块变样。在服装厂上班，工作期间颈椎也有点疼，有时候两侧太阳穴会痛，月经时间基本推迟1～2天，上个月推迟15天，吃、睡、二便正常，舌红，苔薄黄。

辨病：少阳病。

辨证：血热生风，血瘀阻络。

治法：疏泄少阳，活血化瘀，凉血息风。

方药：小柴胡汤加味。

处方：

大黄 3 克	土鳖虫 6 克	丹参 30 克	赤芍 15 克
川芎 15 克	牡丹皮 15 克	蒺藜 15 克	防风 10 克
桑叶 12 克	柴胡 12 克	黄芩 12 克	姜半夏 12 克
党参 12 克	生姜 12 克	甘草 12 克	

水煎服，日 1 剂。

2020 年 11 月 2 日姚金仙在网络弟子群的信息："分享一个案例，说来有点不相信，就一个星期吃完，她微信告知我好了，问我还要不要吃，我半信半疑叫她再吃一个星期或者过来看一下再定。今天叫她过来一看，果然是完好的皮肤，好惊喜，无比的喜悦感！看到了才知道师父经方奇效，真正的药到病除太好了。感恩师父！"

按语：病位以少阳经为主，所以是少阳病。病机是少阳气分、血分热邪，血热血瘀，故以小柴胡汤泄少阳气分邪热。桑叶、牡丹皮泄少阳血分邪热，再酌加活血化瘀、消风止痒药，竟如此收效迅速，可遇而不可求也。今日写此医案，让拍照给我为证。结果有点反复，继用原方可矣。

中医是个大内科，常常是有疗效没说法。关于病名，曾请教老同学中医皮肤病专家张孝军，回答是"该病很难下个准确的病名，应属皮炎类疾病致色素沉着，不属于色素沉着类疾病，因为伴有瘙痒、病程短、疗效快的特点。这类疾病应舍病名，重辨证，疗效好"。

西医学认为，皮炎类疾病导致的皮肤色素沉着症，它伴有先期瘙痒、暗红斑或淡红斑、病程短、色素斑进展快、易消退等特点。病因多属六淫，病在皮肤、肌肤、腠理，病机为血热血瘀兼风。

而皮肤色素代谢失调导致的色素沉着类疾病，多因脏腑功能失调，气血不和，局部色素沉着所致，其病位深，病程长，由内向外发于肌肤，病因多属内伤七情，饮食劳倦，无瘙痒、脱屑伴随症，治疗难度大，疗程长，消退慢。

第三节　湿疹

2017年6月27日伦敦中医英子微信："王老师您好，看了您的书，听了您的讲座，是关于燥湿相混致癌论的，很有道理，让我联想到我的皮肤病似乎也是燥湿相混所致，皮损表面是白燥的，皮下是湿的，我自己针灸，又请其他中医专家多方求治不效。我快绝望了，这时看到您的理论，我又感觉有希望了。

我发几个照片给您，请您赐方。双肘、左手食指掌指关节背面及右手小指掌指关节背面、左外踝及尾骨区均有同样皮疹，但是右踝最严重，每天在中午午时到子时之间定时暴痒，心包经、膀胱经、肾经、三焦经及心经时间均可发生阵发性巨痒。"

我看其舌符合燥湿相混象，乃拟以三物黄芩汤加味：

生地黄 40 克	苦参 12 克	黄芩 12 克	赤芍 20 克
苍术 12 克	马齿苋 60 克	乌梅 12 克	甘草 20 克
柴胡 15 克	牛膝 30 克		

她回信问："另外，王老师我忘了告诉您过去服寒凉药都会出完全不解大便现象，如果方中还需要加什么告诉我，马齿苋、乌梅一起停药。不过过去的方基调是滋阴凉血，服用您的方也许不会出现便秘。"我未作解释。

2016年7月12日回信："王老师您好，我已服2周粉剂，服第1天阵发性瘙痒就好很多，但是皮损目前无明显变化，目前以下午膀胱经时间及中午心经时间有瘙痒现象，但不如以前严重，可以大便量少，不明白为什么咽腔有少许淡黄色痰，可以咳出，可能是排病反应吧？继续服原方吗？

我提供详细病史给您。1962年（木太过之年）生人，金箔金命（弱金），儿时患过肺结核，从未复发。

主诉：右足踝发疹瘙痒十余年。

来英国第3年开始（英国以潮湿少阳光多雨天气为主），初发时右足心起一深在性水疱，撕破后有浆液，色清。不久右足内踝大约水泉穴区又起一同样水疱，无明显瘙痒。不久右足底涌泉穴区又出现较大面积皮损，表皮干，接近呈正常皮肤颜色。每天定时下午2点到3点及下班后傍晚七八点时爆痒难忍，必以利器擦破流水为止。此时正在工作，十分痛苦，久而久之，面积越来越大，足底好了，整个右踝布满皮损，后来尾区、双肘尖、左手背第二及右手背第五掌指关节，左外踝尖均有皮损，除右踝外其他处皮损以白燥屑为主，饮食不当也会出现抓破流水现象。

曾服温经汤（吴茱萸与麦冬比例为1：2，用大枣代替阿胶）3周，手部皮损基本消失，但其他处无变化，后来饮食不当又复发，而且右踝皮损也加重了。

本人还患有皮肤划痕症30多年，发作时周身瘙痒抓后皮肤条状肿起，每天晚上8点左右（心包经时间）必发作，见冷风明显，那时认识的医生没人能治，近几年只偶尔发作，可能与经常给自己针灸，气血循环好转了有关。

皮肤划痕性瘙痒是在阴冷潮湿环境及入睡前脱衣服时皮肤一接触空气立刻痒起来，刚刚又小发作，现在是夜晚11:30，仔细回想，晚上读书时坐久了经常觉得双下肢发凉及周身瘙痒。

本人平素畏寒怕冷怕风，胃口一般，二便正常，但自从服阴寒中药后就经常不大便或少许大便，口不干渴。易心烦，年轻时右下肢总是自觉比左侧凉，几年前曾有腰以下冰凉，服中药后好的，但是皮损并未因此而好转，这些年我注意到服温阳药后身体舒服、心情好、皮损不扩大，服阴寒药则身心都不舒服，皮损也会加重，去年服滋阴凉血活血方，格外烦躁，而且不大便。这两周心情还可以，基本不烦躁。"

处方：

| 生地黄40克 | 苦参12克 | 黄芩12克 | 赤芍20克 |
| 苍术12克 | 马齿苋60克 | 乌梅12克 | 甘草20克 |

| 柴胡 15 克 | 牛膝 30 克 | 当归 12 克 | 川芎 12 克 |

白芍 30 克

2016 年 7 月 26 日回信："王老师您好，汇报病情，瘙痒现象好很多很多，非常感谢。偶尔心包经时间及膀胱经时间有小痒，但是手皮损在扩大，右足踝及尾区没有扩大，我忘了告诉您我经常不能快走，否则有胸部似痛非痛上不来气的感觉，必须马上停止行走，用手捂着胸口，一会儿才能继续慢慢行走。继续服原方吗？"

我回信：心气阴两虚，上方加党参 15 克，麦冬 20 克，五味子 10 克。

第四节　银屑病

长安区某患者，女，35 岁，2016 年 5 月 1 日初诊。

主诉：患银屑病多年，日渐加重。

刻诊：全身皮肤均有皮疹分布，痒甚，疹色基底鲜红，表皮银色鳞屑，晚上脚心剧痒。每晚温水洗后缓解（高温高锰酸钾洗液外洗）。伴口渴纳差，脾气急，原先吃辣不多。舌淡红，苔黄厚腻，脉弦数。

证属血中热毒，血热生风，兼有外寒，论脏腑当属肺胃热盛，三焦受邪。

以凉血解毒，祛风止痒，两清肺胃，疏泄少阳为法。犀角地黄汤、麻杏甘石汤、白虎汤、小柴胡汤加味：

水牛角 30 克	生地黄 40 克	牡丹皮 12 克	赤芍 30 克
生石膏 60 克	知母 12 克	麻黄 9 克	杏仁 12 克
甘草 15 克	乌梅 15 克	升麻 15 克	蒺藜 30 克
柴胡 10 克	姜半夏 15 克	黄芩 12 克	栀子 12 克
紫草 15 克	连翘 15 克	槐花 15 克	地榆 30 克
苦参 12 克	黄连 9 克	竹叶 10 克	

30 剂，日 1 剂，水煎服。第 3 遍可浸敷创面。

2016年6月5日复诊：服药后全身泛发斑片状皮损，发痒，皮紧，干痛，口渴，纳可，二便调，眠可，经带调，舌暗，苔黄腻，脉弦。

安抚患者，正邪交争，情有可原，勿急勿躁。上方改乌梅30克，加马齿苋30克，增强止痒之力，加白蒺12克以祛风散邪，25剂。

2016年7月3日第三诊：口渴缓解，皮损大为缩小，皮痒明显改善，遇风加重，喜热食，胃纳差，夜间脚心痒甚，服中药后腹泻，3～4次/日。腹泻后舒服。脉濡缓。舌暗淡，苔白腻，脉弦。药证相符，宜守方再进，乘胜追击，且不能改弦易辙，养痈遗患。上方30剂。

2016年8月7日第四诊：诸症明显好转，全身绝大部分皮损消失，仅余左侧大腿外侧小点片状皮损。服药后腹胀，近来咳嗽，头皮痒，无皮屑。舌苔厚腻，脉滑。邪气已衰，胃中积滞。上方加莱菔子12克，山楂12克，枳实12克，20剂。

朝虎按：患者年纪轻轻，严重泛发全身银屑皮损。瘙痒难忍，痛苦异常。多处求治，收效甚微。

王三虎老师辨证为气血热盛，肺部外寒内热，少阳郁热，肠道热毒。用水牛角，生地黄、牡丹皮、赤芍清血热，石膏、知母清气热。麻杏石甘汤外散风寒，内清郁热。

小柴胡疏利少阳郁热。槐花、地榆、苦参清肠道热，取阳明清肺热之意。黄连清心热。乌梅之收与麻黄、白蒺之散相反相成。

短短3个月时间内，患者皮损明显消退，直到这次我看到居然绝大部分消失。这是我看到的银屑病愈合的最快最好的病案，在此发布，以供同道研究。在此中间没有服用任何其他药物。患者也是非常欣喜。

第五节　粟粒样皮炎

2018年7月16日收到微信："你好。这是刚拍的（图6），我每年这时身上就出这样的疹子。劳烦你开个方子。这是 1993 年 7 月 21 日回老家拉西瓜坐驾驶室热的，加上风吹的。"

视其舌淡红，苔白中厚，乃以祛风胜湿止痒之法，荆防败毒散加味：

荆芥 12 克	防风 12 克	苍术 12 克	甘草 12 克
枳实 12 克	桔梗 12 克	柴胡 12 克	前胡 12 克
羌活 12 克	独活 12 克	川芎 12 克	徐长卿 20 克
党参 12 克			

5 剂，日 1 剂，水煎服。

2018 年 7 月 23 日一起床，又收到微信："好了，高呀！谢谢你。"

按语： 微信发达，这样据症状开方的机会多了。我至少还要看面部及舌头照片。看病看病，望诊必不可少。皮肤病种类繁多，我也有学得不够全面之处。

但是我抓住了风湿为患，套用祛风胜湿的荆防败毒散，果然如期而愈。看来，方剂是中医的精华，不然，怎么连《金匮要略》都叫《金匮要略方论》，早于此的《五十二病方》，后此的《备急千金要方》《外台秘要方》《太平圣惠方》《太平惠民和剂局方》《普济方》等都是耳熟能详的名著。掌握了方剂，就有了诗与远方！

第六节　荨麻疹

病案 1

2020 年 3 月 24 日收到微信："王大夫，您好，和您 2 年多前在新西兰有一面之缘，当时我患有产后慢性荨麻疹，看遍所有专家，都束手无策，您当时一剂药方就治好了我的病，非常感恩。现在……"

我随即要回原来的病例（图 7）："蒲某，女，33 岁。产后 6 周，妊娠期痒疹，渐至风团消长，面黄，风团遍及全身，自汗，恶寒怕风，皮疹暗红，过敏性皮炎史。

食欲可，燥热，口渴引饮，大小便可，眠差，多梦，疲劳，表情淡漠，口苦耳鸣，头晕脑胀，舌暗红，苔白，脉沉弦。关节痛，肩颈强痛。营卫不和，外受风寒，少阳风火，血中热毒未尽。

处方：

柴胡 15 克	黄芩 12 克	姜半夏 12 克	党参 12 克
生姜 4 片	大枣 12 枚	甘草 15 克	桂枝 12 克
白芍 12 克	赤芍 15 克	槐花 12 克	连翘 15 克
生石膏 40 克	牡丹皮 12 克	乌梅 15 克	生地黄 30 克

7 剂。"

按语：按照病历实录，临时杂乱毕现，故意不做整理，宁可贻笑大方。用柴胡桂枝汤两解太少风火，调和营卫，加赤芍、牡丹皮、生地黄活血凉血，以冀血活风自灭。

风火相煽，愈演愈烈，槐花、连翘、生石膏都有退热则风息之意，也都是减低血管通透性的效药。

加上乌梅之收敛及抗过敏，衷中参西，经验用药，不足道也。好在万里传捷报，虽姗姗来迟，也足以慰我。

病案 2

离开柳州一年，还是老乡情深。有一天我收到 QQ 消息："教授，我妈的病是从 5 月底开始的，淋了点雨，当天晚上睡觉时感觉胸口有虫子在爬，也没理，感觉被狠狠地咬了一口。

第二天早上身上开始起红点，腰上都快起一圈了，去医院看说是荨麻疹，化验白细胞 2.8×10^9/L，其间打吊针吃中药，现在身上还是大面积红斑。吃饭还可以，大小便正常，精神还行，就是痒的很，而且有病的地方会传染其他地方。以下是刚拍的照片，请教授诊治。谢谢！"

看其舌暗红，苔稍厚，问得血压不高，无汗，乃以桂枝麻黄各半汤加石膏成方：

麻黄 9 克	桂枝 9 克	杏仁 9 克	甘草 12 克

大枣 30 克　　　　生姜 9 克　　　　石膏 30 克　　　　白芍 9 克

2018 年 7 月 19 日在 QQ 上看到："祝贺王教授名医工作室成立，借此良机赞扬一下王教授。10 天前我的老母亲（80 多岁）由于荨麻疹找到王教授，此病已延续近 2 个月，采用中西医住院治疗，病情反复发作，不断加重，浑身起一片片红斑块，痒得老人苦不堪言，彻夜不眠。身体日见消瘦虚弱。

服用王教授开的中药后 3 天控制病情，5 天身上不痒（2 个月来第一次睡了个好觉），7 天痊愈。老母亲高兴地直夸教授本事大，药不太苦，价格还便宜。王教授医术高明，手到病除，真不愧为名医称号。"

按语： 张仲景在《伤寒论》第 23 条明确提出"以其不得小汗出，身必痒，宜桂枝麻黄各半汤"。临床上荨麻疹往往是外受风寒，内有郁热，寒热相激，风团乃此起彼伏，瘙痒不已。所以加石膏清里热，表里两解。应用既久，乃敢借老乡吉言，以飨同仁。

第七节　阳毒（红斑狼疮待查）

2018 年 12 月 21 日，收到网友短信：其嫂"白细胞一直在下降，是 8 月份开始的，当时晚上没注意，早晨起来就是一个红斑，当是以为是什么虫子咬的，想过几天就好了，就没当回事，就是痒，因为当时在青海，条件有限就没注意，最后想是不是化妆品过敏，但停了还是红和痒（不是特别痒），随后嘴角也是，没办法我抹的红霉素软膏。

10 月份回来去人民医院检查，人家看就说是红斑狼疮，怕影响内脏器官就做了血常规，血清那些（就是给你发的那些单子）结果出来又挂专家号，还是没排除，吃了一段时间药，去附院皮肤科又查了血，白细胞才 2.48×10^9/L，人家建议去总院挂血液科，说可能做骨穿，人家看了一眼单子直接让我再挂风湿科，我没看。随后抓中药吃，不见好，昨天去军大皮肤医院看，做了脸部雾化和蓝光治疗。"

收到短信，看白细胞 $2.8 \times 10^9/L$，面部皮疹痒疹两月余，右颧及左上唇有大如鸡蛋铜钱的红色皮疹，舌红苔薄黄。

辨病：阳毒。

辨证：血中热毒，胃火炽盛。

以清血热泻胃火的犀角地黄汤合白虎汤化裁。

处方：

生地黄 30 克	升麻 18 克	黄连 12 克	当归 12 克
牡丹皮 12 克	石膏 60 克	知母 15 克	甘草 12 克
水牛角 30 克	紫草 15 克		

7 剂，水煎服，每日 1 剂。

网友问："老师，是红斑狼疮吗？一直不能确诊是什么？"答曰："吃中药解决问题就是。"2019 年 1 月 9 日，收到短信："老师，感谢你，我嫂子的药还没吃完，红斑已下去，只剩下点红印了。"

按语：我常常觉得自己是幸运的。因为我们举手之劳往往能解决一些并不轻松的问题。我也常常感叹，早知如此，趁年轻多背些经典就好了。

第八节　痤疮·附件囊肿

2021 年 8 月 7 日，西藏拉萨 33 岁女青年索某通过微信看诊："我脸上长了痘痘，已经有 5 个多月了，最近越来越严重了，我也去查过妇科，B 超结果提示：左附件囊肿 $2.3cm \times 2.2cm$，宫颈纳氏囊肿 $0.3cm \times 0.2cm$。大便 2 天 1 次。"视其颊颈丘疹黑红，累累如豆，年深日久之象，舌红苔白。

辨病：痤疮、癥瘕。

辨证：风寒束表，瘀血内阻，痰热并见，经络不通。

治法：散表寒，清热毒，化痰瘀，通经络，消癥瘕。

自拟方：

麻黄 6 克	桂枝 12 克	细辛 3 克	石膏 30 克
连翘 30 克	升麻 30 克	土茯苓 30 克	姜半夏 15 克
土鳖虫 6 克	当归 12 克	川芎 12 克	丹参 30 克
赤芍 30 克	王不留行 30 克	路路通 12 克	白芷 12 克
党参 12 克			

颗粒剂 30 剂，每日 1 剂，分 2 次冲服。嘱其少食辛辣、刺激、生冷、水果。

2021 年 9 月 9 日，效果不明显。白苔渐退，原方去细辛，加牡丹皮 12 克，苦参 12 克，白英 30 克，白蔹 12 克，以增强清热凉血、解毒散结之功，30 剂。

2021 年 10 月 22 日第三诊：效。上方加防风 10 克。

2021 年 12 月 30 日微信，B 超提示卵巢囊肿消失，痤疮从照片对比来看，十去其八。原方再寄 30 剂，扫清余邪。

按语：痤疮，我有白虎汤验案多矣。本案疮带黑红，自应另当别论。多年的经典积淀还是有用的。《素问·生气通天论》之"劳汗当风，寒薄为皶，郁乃痤"是从风寒论治的理论依据。多病同治，尚未有成方。法随证立，药组随之。依稀可见经方影子。遗憾的是，宫颈纳氏囊肿小有动静，这是我的盲区，也是值得我进一步探索的地方。

第九节　干燥综合征·皮下紫癜

唐某，女，64 岁，新疆人，2017 年 6 月 2 日于西安市中医医院初诊。

主述：口干，眼干 6 年，下肢皮肤紫癜 3 年。

曾用多种方法无效且日渐加重。

现病史：口干，眼干，少泪，下肢皮肤紫癜，不断增加扩大，已蔓延至腹部，色暗红，无高出皮肤，无瘙痒，活动后下肢困，睡眠可，二便调，舌红少泽，苔燥，根黄。

证属肾阴亏虚，热毒入血。知柏地黄汤合二至丸合犀角地黄汤加味。30 剂。

2017 年 7 月 5 日，西安市中医医院，二诊，服药十几天见效，范围明显减小，口干眼干也明显减轻，舌脉变化不大。照上方 60 剂，每日 1 剂冲服。

处方：

地黄 30 克	赤芍 10 克	牡丹皮 10 克	女贞子 20 克
墨旱莲 20 克	知母 10 克	盐黄柏 6 克	熟地黄 10 克
茯苓 10 克	泽泻 10 克	山药 10 克	地榆 20 克
连翘 20 克	茜草 10 克	天花粉 20 克	石斛 10 克
天冬 20 克	五味子 6 克	紫草 12 克	大青叶 30 克
大黄 6 克	石膏 30 克	黄芩 10 克	苦参 6 克

按语： 医生是个好职业。除了和其他职业一样取得劳动报酬，养家糊口外，还有成就感。今天是我 60 岁生日，我就很快乐。因为这个病例就是老同学名中医介绍来的。用患者的话就是，他说我实在没办法了，还是找我老同学吧。外地赶来，不虚此行，也算你好我好大家都好吧。

第十节　皮肤黑变病

患者女教师，33 岁，2015 年 3 月 21 日就诊。

主诉：皮肤瘙痒 1 月余。

诉已多处就诊未效，突然想起 2012 年曾因皮肤问题，求余诊治效果不错，乃前来求治。皮肤瘙痒事小，皮肤黑变事大。

复习病案：2012 年初，因全身瘙痒、皮肤黑斑、面部尤甚、已经十余年而就诊。2011 年 11 月病理检查显示：表皮角化过度伴角化不全，基底层色素颗粒细胞增生，真皮层可见浆细胞浸润。

诊断：皮肤黑变病。

刻诊：全身发黑瘙痒，热时痒甚，皮肤干燥，面部散在黑斑，月经量少，腹痛，大便次数多，纳可、寐差，小便调。舌红，苔白，脉细。

既往有慢性咽炎史。

辨证：内有干血，瘀血内阻，肺胃有热。

处方：大黄䗪虫丸加减。

方药：

大黄 3 克	甘草 6 克	杏仁 12 克	桔梗 10 克
赤芍 30 克	生地黄 20 克	虻虫 3 克	水蛭 12 克
防风 15 克	生石膏 30 克	红花 12 克	知母 12 克
白芷 12 克	牡丹皮 12 克	桃仁 12 克	蒺藜 30 克

随后就诊中曾加减变化：凌霄花 12 克，桔梗 12 克，牛蒡子 12 克，玄参 15 克，麦冬 18 克。

患者从 2012 年 3 月服用此方治疗至 9 月，皮肤色黑、身痒问题均解决，随后未复诊，直至今次来诊。现皮肤瘙痒再发，详询病情，考虑舌脉表现与前相同，乃再开前方 7 剂。

自按：本案抓住瘀血内阻和肺胃有热、血热生风的关键病机，以经方大黄䗪虫丸为汤剂，加清肺胃、凉血息风之药，主次相宜，和缓以取效。

袁炳胜按：地之五味入口，传于胃肠；天之五气入鼻，通于心肺；故人者，禀受天地之气，外与天地之气相应；内而脏腑阴阳之变，亦可因经络气血，而动见于皮肤、毛窍、爪甲。

今此案患者皮肤黑斑，遍布全身，干燥瘙痒，是瘀血阻内，不荣于外，皮肤失于煦泽矣。热则痒甚，是瘀久生热，热而兼风，风在血分，流于肌表故。月经量少、腹痛，舌红、脉细，皆为内有瘀血之征。

病理检查亦提示：表皮角化过度伴角化不全，基底层色素颗粒细胞增生，真皮层可见浆细胞浸润等表现（即此病理结果，可从瘀、从热、从皮部失养之虚看）。故以大黄䗪虫丸下瘀血、破癥积，清肝热，宣肺闭，益营阴，润血燥，并甘草和诸药，通十二经，内调脏腑阴阳，外和营卫气血，以下瘀血与通经络同施，以通为补，标本兼治，服药半年而愈。

医学是临床实践的学科。学不分中西，无论何门何派，使用何理、何法，最终都需要落实到临床实践中来。经过临床验证，愈病则能。

然医者之要，当深谙医道，熟悉药理，始能善诊善治。临床病、证，有繁简之别，繁者未必难，简者未必易。要在独具慧眼，善于临证查机，审因论治，不可先存一念于心，执一定之方，而欲治万变之病；守一方一法，胶柱鼓瑟，欲求尽愈诸病，实为难也。

故为医之道明也：深研经典，以明医道；博采诸家，善用寒温攻补各法；又当审物理人情，与乎病机相参，权衡轻重，治有滑涩；方有大小，裁拆有法；攻补得宜，进退有度；辨病辨证，取舍随机；言之虽易，功夫则全在临证、读书中来。

为医者不易，为名医者尤难。以盛名之下，各方疑难患者咸来求治者也。

此所择王三虎教授日常临床所诊治之杂病、肿瘤及现代疑难病症数则医案，可见一斑。三虎教授临床之诊，善于分辨虚实寒热，治疗则标本缓急主次分明；精熟药性，善用经方化裁为治；或以经方之意，组药成方，随病证所在及虚实而治之；又善用风药、治风邪所生百变之病；对很多疑难病证尤其肿瘤转移的治疗，独辟蹊径，具有重要的临床意义。

第九章

妇科疾病

第一节　闭经

吕某，女，40岁，于2018年11月15日到佳木斯中医院王三虎传承工作室就诊。

主诉：2年月经未潮。

超声示：卵巢萎缩，子宫内膜4mm。

该患面色微黄，饮食、睡眠、大便可，偶有潮热，腰膝酸软，经常熬夜。舌淡胖，脉细弱。

王三虎老师诊断为归脾汤证，以心脾两补为主，加以滋补肝肾。

处方：

白术15克	党参30克	黄芪60克	炙甘草15克
当归30克	茯神10克	远志10克	酸枣仁20克
木香10克	龙眼肉30克	川芎30克	大枣30克
淫羊藿30克	仙茅10克	枸杞子20克	

嘱咐其多吃一段时间，结果患者服药半个月，月经就来了！

本病由思虑过度，劳伤心脾，气血亏虚所致，治疗以益气补血，健脾养心为主，佐以补肾。方中以人参、黄芪、白术、甘草甘温之品补脾益气以生血，使气旺而血生；当归、龙眼肉甘温补血养心；茯神、酸枣仁、远志宁心安神；木香辛香而散，理气醒脾，使补而不滞，滋而不腻；用姜、枣调和脾胃，以资化源。方中仙茅、仙灵脾温肾阳，辛温助命门而调冲任。巴戟天温助肾阳而强筋骨，性柔不燥，以助二仙温养之力；《神农本草经》云：川芎，味辛，温。主中风入脑，头痛，寒痹，筋挛，缓急，金创，妇人血闭，无子。此方气血双补，心脾肝肾兼顾，补中有通，补而不滞，妙哉。

（时桂华，苏越　整理）

第二节　卵巢癌·浮肿

崔某，女，而立之年于 2006 年 3 月 29 日行卵巢癌切除手术。附属医院的教授说要化疗 3 年，第 1 年 10 次，第 2 年 4 次，第 3 年 2 次。但是她第 1 年做了 10 次，第 2 年开始吃我开的药，再做了 2 次化疗，其后坚持随我中医治疗。自述"附属医院的教授说不用再做了，好了"。

2007 年 12 月 3 日西安市中医医院门诊。卵巢癌术后 1 年 9 个月，无明显不适，CA125 正常。平素便秘，情绪急躁，喜冷饮。舌红，苔薄黄，脉弦数。

证属肝郁化火，血中热毒。法当清肝泻火，凉血解毒。

丹栀逍遥散和三物黄芩汤加味：

牡丹皮 10 克	栀子 10 克	白芍 12 克	当归 12 克
柴胡 10 克	茯苓 10 克	白术 10 克	甘草 6 克
薄荷 10 克	生地黄 30 克	黄芩 12 克	苦参 12 克
白英 30 克	败酱草 30 克	郁金 12 克	大黄 8 克

24 剂。

2008 年 1 月 4 日复诊，情绪渐平，大便好转，舌红，苔薄，脉细。上方加白花蛇舌草 30 克，40 剂，用 2 个月。

其后因为上班，三四个月看一次，每次都是在原来的基础上略微调整一下方子。

2014 年 10 月 1 日，自述黄带尿黄，感冒咳嗽，舌红，苔根黄厚，脉滑。辨证为下焦湿热，以四妙散为主方，清利下焦，和海茜汤针对原发病，兼顾宣肺止咳。

方用颗粒剂：

苍术 1 袋	薏苡仁 2 袋	黄柏 1 袋	牛膝 1 袋
土茯苓 2 袋	海螵蛸 1 袋	茜草 1 袋	荆芥 1 袋

| 百部 1 袋 | 防风 1 袋 | 杏仁 1 袋 | 党参 1 袋 |
| 地榆 1 袋 | 决明子 1 袋 | 栀子 1 袋 | 黄连 1 袋 |

30 剂。

还是两月一次看诊，大便渐次顺畅，状如常人。随嘱间断服用养正消积胶囊。

2019 年 1 月 1 日，多久不见，说明缘由，感慨不易，她说不仅停药几年，卵巢癌未复发，多年便秘也不见了踪影。这次"大约从 2017 年春天开始有点肿，但是没有别的不适，所以我没在意。后来，眼睛天天都是肿，脚踝处也肿，早上起来自己感觉精神不错，但是拍照片，看着脸上很疲倦。"

这是广东省中医院妇科肿瘤专科主任博士生导师肖静跟我学习遇到的第一个患者，恰恰是她感兴趣的。且强调了卵巢癌与便秘的密切相关。成绩是过去的，面临的新问题才是关键。

脉浮多饮，舌偏红，风水之疾，越婢汤证是矣。风入少阳，三焦水道不利，是卵巢癌的重要病机。前车之鉴，岂能视而不见。何况还有"先安未受邪之地"一说。小柴胡汤自在必用之列。

方用：

麻黄 9 克	甘草 6 克	石膏 30 克	生姜 12 克
大枣 30 克	柴胡 12 克	黄芩 12 克	姜半夏 12 克
党参 12 克			

7 剂。

2019 年 1 月 23 日微信："王教授您好！ 7 剂吃完只是症状有所减轻。第 2 次买的药吃了 3 天，眼睛就不肿了，第 5 天脚踝也不肿了。现在 14 剂喝完了，以前肿胀症状全部消失了。现在眼睛脚踝都不肿了。真心感谢您的精湛医术，遇到您这样的好医生是我的福分，您是我生命中的贵人。"

按语： 在肿瘤之临床我提出辨病条件下的辨证论治理论，是逐步形成的。该患者之初，也就是十几年前，我受教科书影响的痕迹明显，但应用三物黄芩汤已经是辨病论治了。随着这几年讲经方，用经方，发扬经方，宣扬经方，我的用药也有了明显的变化。陈修园说经方越用越神奇，久经沙场之言，吾信之。

第三节 输卵管囊肿

徐某，女，32岁，广西柳州市人，2014年10月18日初诊。

体检中彩色B超发现左侧输卵管囊肿（64mm×22mm）、盆腔积液（45mm×25mm）10天，面黄，失眠，偶见少腹胀痛，双乳胀痛，大便不匀，带多色黄，舌红苔黄，脉弦滑数。

病属癥瘕，证系气滞痰凝，湿热下注。方用青皮甘草汤加味，用农本方颗粒剂。

处方：

青皮 10 克	郁金 10 克	姜黄 12 克	浙贝母 12 克
山慈菇 12 克	瓜蒌 18 克	路路通 10 克	夏枯草 20 克
连翘 15 克	蒲公英 30 克	土茯苓 30 克	半边莲 30 克
黄连 12 克	黄芩 12 克	黄柏 12 克	栀子 12 克
龙胆草 10 克	甘草 10 克		

每日1剂，分2次冲服。

2014年11月20日第4诊：症状消失，安然入眠，复查彩色B超，盆腔积液37mm×17mm，双侧附件正常。患者喜形于色，我则淡然处之，囊肿虽散，舌脉之象未变，湿热黏滞，难分难解，仍守前方为上。

第四节 子宫肌瘤

病案1

陈某，女，2014年1月11日自述体检中发现子宫肌瘤、体积巨大，但无明显不适，唯舌质偏暗，脉象软弱。要求中药治疗。我从年老脾肾亏虚、气血凝滞立论，拟方如下（农本方颗粒）：

党参 12 克	薏苡仁 30 克	生地黄 30 克	龟甲 30 克
麦冬 12 克	白芍 12 克	当归 12 克	丹参 20 克
三棱 12 克	莪术 12 克	琥珀 6 克	瓦楞子 30 克

7 剂，每日 1 剂，冲服。

基本以此方化裁，坚持服用。

2014 年 3 月 30 日，去龟甲，加鳖甲 30 克，蜈蚣 3 克，五灵脂 6 克，薤白 12 克，益母草 30 克，增加药力。

服药 3 个月，彩超复查，子宫肌瘤已由 2013 年 12 月 12 日的 183mm×161mm×101mm 变为 2014 年 4 月 24 日 163mm×148mm×95mm。据老太太自己的计算，减小 22.99%。

按语： 癥瘕积聚，古人多有诊疗经验，所见已繁，不需追根求源了。

病案 2

覃某，48 岁，2011 年 12 月 19 日以"子宫肌瘤 5 年"就诊。

痛经，面色晦暗，舌暗脉沉。以桂枝茯苓丸合海螵蛸 30 克、茜草 12 克。此二味乃《内经》十三方之一，四乌贼骨一芦茹丸，原治血枯，我取海螵蛸补肝肾、软坚散结作用，茜草活血行血，其作为妇科肿瘤的主方，已多年矣。

患者服药 60 余剂，肿块由 72mm×58mm 缩小至 65mm×56mm。因故停药。如今（2016 年 1 月 15 日）复查，肿块多至 3 个，最大已达 90mm×80mm×77mm，自诉悔当初私自停药。病邪做大，非草木虫蚁短期可去。建议手术。而患者仍要求先开药，解决诸种不适，再准备手术。事倍功半也。

第五节　卵巢囊肿

49岁的贾某，女，患附件囊肿七八年，曾两次手术切除，但仍复发。2021年1月11日渭南市中心医院名中医馆初诊，无证可辨，只能辨病论治了。方用越婢加半夏汤加味：

麻黄10克	生姜15克	大枣30克	石膏50克
姜半夏20克	苍术15克	薏苡仁30克	土茯苓30克
白术15克	三棱15克	莪术15克	益母草30克

28剂颗粒剂。

3月、4月两次复诊，诉牙痛、口苦，原方随证加味。

6月11日第4诊时，盆腔B超提示：附件囊肿6.3cm×3.8cm。舌淡红，苔黄腻，脉滑。患者虽未抱怨，我必改弦易辙。思张仲景《伤寒论》《金匮要略》都提到小柴胡汤治疗热入血室，不厌其烦，念念不忘，说明拿手啊。

卵巢虽在子宫两侧，但还算血室之外围。外邪将入未入之际，正可用小柴胡汤疏理气机，扶正祛邪。但敌势已成，盘根错节，恐单一方药难奏其效。杂合以治，不得已而为之。

方用：

柴胡12克	黄芩10克	姜半夏20克	生姜15克
海藻30克	薏苡仁30克	土茯苓30克	地黄30克
三棱15克	莪术15克	益母草30克	当归12克
牡丹皮15克	枳实20克	厚朴20克	升麻10克
瓦楞子30克	黄连5克	茯苓30克	皂角刺30克
蒺藜30克	王不留行30克		

28剂颗粒剂。

其中，皂角刺、蒺藜披坚执锐，锋利破囊，深入巢穴，此易知也。海藻，《神农本草经》："主瘿瘤气，颈下核，破散结气，痈肿癥瘕坚气，腹中上下鸣，下水十二肿。"

诸语吾已玩味许久，囊肿囊肿，"舍我其谁"？不重用都不行。而王不留行，被我辈忽视久矣。《神农本草经》明言"出刺"，与皂角刺、蒺藜同用，岂非相反相成之妙对？何况明代李中梓"治风毒，通血脉"之说也为我"风邪入里成瘤说"提供了根治之药。10月再用原方28剂。

2021年12月12日B超复查，双侧附件无异常。患者喜形于色，我也如释重负，快哉，快哉！

按语：某位伟人说过："人类总得不断地总结经验，有所发现，有所发明，有所创造，有所前进；停止的论点，悲观的论点，无所作为和骄傲自满的论点，都是错误的。"中医也一样，面对新的问题不能停止思考和探索。

卵巢囊肿就是发病率很高的疾病，我用过辨证论治，用过专病专方（当归芍药散四妙散合方）。当我从"目如脱状"悟出越婢加半夏汤就是治疗外受风寒、热饮凝聚成窠囊的主方时，为甲状腺囊肿、乳腺囊肿、肝肾囊肿、附件囊肿等就找到了对的经方。理清法明，简练实用，也取得了一些疗效。

第六节　人乳头瘤病毒感染

朱某，女，37岁，2022年4月7日西安市西华国医馆初诊。

初发现一次接触性出血，检查发现宫颈高级别上皮内癌变1个月，其中"10点处"伴局灶间质微浸润（宽度约4mm）。手术切缘未见病变累及，舌淡苔白，脉滑。HPV（＋）。

辨病：阴毒。

辨证：湿热下注，毒邪积聚。

治法：清利湿热，解毒消积。

选方：海茜汤、四妙散、升麻鳖甲汤。

用药：

海螵蛸 30 克	茜草 15 克	苍术 12 克	土茯苓 30 克
升麻 30 克	鳖甲 15 克	当归 15 克	花椒 5 克
白芷 12 克	肉桂 5 克	黄连 10 克	三棱 15 克
莪术 15 克	煅牡蛎 15 克		

28 剂，每日 1 剂，水煎服。

2022 年 5 月 5 日二诊：服药后便溏，经量减，面疖，舌淡红，苔薄，脉滑。上方加连翘 30 克，蒺藜 12 克，凌霄花 12 克。28 剂。

2022 年 6 月 2 日三诊：下颌疖，少腹窜痛，平素泄泻，大便不净，舌淡红，苔薄，脉滑。上方加吴茱萸 6 克。30 剂。

2022 年 7 月 7 日四诊：母女喜笑颜开，谓 2022 年 6 月 17 日复查 HPV 由 1027.14 变为（－）。HC2（HPV-DNA）由 2022 年 3 月 5 日病变细胞 346 到 0，正常或疑似病变由 840 到 4，下颌疖散在，效显，少腹不太痛，大便正常，月经量减少，经期不足 5 天，但经期较前更加准确，舌淡红，苔白，脉滑。守上方 30 剂巩固疗效。

按语：我这几年认识到没有比人乳头瘤病毒感染就是"阴毒"更符合"温故而知新"这句古话的了。我和我的弟子已经相继有经验报道，但没有如此简捷明快，证据充分，对比强烈者，不写实在不足以抒发对医圣的崇敬之情。

第七节　人乳头瘤病毒 52 感染

李某，女，32 岁。2021 年 7 月 4 日以 HPV52 阳性初诊于西安益群国医馆。

伴有面疖，手足冰凉，舌淡红，脉沉。以升麻鳖甲汤为主方解阴毒。

处方：

升麻 30 克	鳖甲 15 克	当归 15 克	花椒 5 克
土茯苓 30 克	甘草 15 克	苦参 15 克	蛇床子 6 克
阿胶 10 克	猪苓 15 克	茯苓 50 克	地肤子 50 克
薏苡仁 30 克	苍术 20 克	百部 15 克	

28 剂，水煎服，每日 1 剂。

2021 年 8 月 1 日复诊：自觉面疖及手足冰凉有效，舌脉同前，效不更方。30 剂。

2021 年 9 月 5 日第三诊：月经复常，汗多，仍有下颌疖，舌红，脉弦。邪热毒邪仍在，加甘草泻心汤意。上方加姜半夏 15 克，黄芩 12 克，黄连 12 克，党参 12 克，干姜 12 克。28 剂。

2022 年 8 月 7 日第四诊：诉服药 3 个月，停药 9 个月，复查 HPV52 阴性，又有 HPV42 阳性。辨病有方，随证治之可矣。

按语：HPV52 阳性，属于高危型人乳头瘤病毒 52 感染，简称为 HPV52 阳性。该病毒分类为黏膜高危型，会造成宫颈、直肠、口腔、扁桃体等黏膜部位的病变，若 HPV52 长期、持续感染时，有可能会引起感染部位的癌变发生，常见引起患者宫颈发生癌变。

我以阴毒论治，多有效验。一般不用雄黄，用土茯苓、苦参、蛇床子、百部代替其解毒之功。面疖，手足冰凉，属湿热壅滞，阳气不通，参照叶天士"通阳不在温，而在利小便"意，猪苓、茯苓、薏苡仁、苍术之用也。

第三诊热毒壅盛，治疗狐惑的甘草泻心汤非加不可，《金匮要略》将狐惑与阴阳毒并列，绝非偶然。再次感染的 HPV42，已经不是高危了。

网评问答

来自江苏唐军："这个药方也太贵了吧，一个月 3000 左右，这里药方、医案的意思，是为了表达什么呢，HPV 感染本来就存在自愈的可能，花了那么多药费表明中医确实有效呢，还是您确实有效？"

答曰："患者母女感激之情，不好意思在文中体现。"

唐军："我意思是，治疗这个病毒，中药根本不需要那么贵的药方。"

答曰："是吗！实际情况是高危，患者母女认为很有必要干预。每个人的要求不同啊。自然消失的可能存在，可是，不能指望。"

唐军："你们好像有点为了用经方而用经方了，确定非这个药方不可吗，从医生的角度来考虑，有效果的情况下药尽可能便宜，您是不是不了解药材行情，鳖甲，阿胶，猪苓，多贵，更何况您的量如此之大，确定没有更便宜的药可以用了？"

答曰："你好像是为批评而批评。"

唐军："岂敢岂敢！不要回避问题。"

答曰："我回避了吗？你在我的角度怎么办？"

唐军："只是一个聊天机器人，不是王老师本人啊。"

答曰："你的判断不准确。"

来自辽宁欣欣向荣："我认为如果真的到了宫颈癌的时候，那吃药一个月三千块钱还算贵吗？上西医那里治疗是多少钱？西医治癌的话那效果都很难说。中医能保命。中医是最便宜的治疗方法了，中医要是用几万块钱治好癌症的话，那西医治疗是中医费用的几倍。这网友明显是来找茬的。没准是个中医黑。"（编者注：这条获点赞最多）

来自陕西渭水东流："山有多高，沟就有多深！誉满天下，谤亦有之！看问题的角度不同，眼里的东西就各异。春雨如霖，农夫喜其润泽，行人恶其泥泞；皓月当空，佳人喜其观赏，盗贼恶其光辉。如此而已。

王师良方誉杏林，百花园中一枝春。

素问玄机传中外，伤寒妙法照古今。

得来疾病愁煞人，良方一剂巧回春。

既有时珍千根草，何用华佗一把刀！"

来自贵州炳炳太阳："王老师这么忙，还有空回答杠精的问题，这是太谦虚了。"答曰："理不辨不明，话不说不透嘛。"

来自陕西李强："宫颈癌是全球女性恶性肿瘤中第四位常见的癌症。我国新发宫颈癌患者占世界1/5，发病率高，呈年轻化趋势。那么临证时清除HPV是宫颈癌二级预防中非常关键的一环。我国女性总体HPV感染率为15%，西医学在清除HPV、逆转癌前病变上有明显不足，虽然与个体免疫

经方医案·杂症篇

王三虎

功能有关，但是一旦感染后，自愈的比例相对较少，此时，中医药具有独特优势。师兄对此病的治疗体现出了中医的整体观念及辨证、辨病的思想，灵活体现了有是证用是方的指导思想。太值得我们学习并加以运用！"

来自湖南张世斌："中医药方法辨治本来就是利用药性之偏性纠正人体阴阳寒热之偏，扶正又给邪以出路，中医的智慧是激励人体本能的自愈机制，身心双修以保长生，现代理工科武装头脑的人可能没法理解啊！好好学习吧，争取不闹鸡鸭论道的笑话啊！感恩王三虎老师治验分享。"

第八节　盆腔脓肿

患者苏某，女，32 岁，教师，已婚。

2011 年 9 月 30 日以"下腹部疼痛伴发热 5 天"住某县医院妇科。

病历："患者 3 个月前因'双侧输卵管积脓'在我科住院治疗，好转出院。5 天前无诱因再次出现下腹疼痛，阵发性加剧。疼痛向外阴及大腿内侧放射。伴发热烦躁。入院前 1 天曾到西安交大二附院妇科检查，诊断为盆腔脓肿，建议住院手术。

平素月经正常。4 年前剖宫产一女婴。药物流产 1 次。两年前腹腔镜胆囊切除。

入院查体：体温 38.5° C，心肺听诊无异常。

腹软，左下腹可触及一大小约 13cm×9cm×6cm 包块，压痛反跳痛阳性。

妇科检查：外阴阴道发育正常，白带量多呈脓性，宫颈光滑，宫体较常稍大，表面光滑，活动差，有压痛。于子宫左后方可及一大小约 12cm×10cm×6cm 包块，固定，与周围组织界限不清。

B 超提示：子宫声像图未见明显异常，子宫左后方囊性包快 13cm×9cm×6cm 包块。

血常规提示白细胞 16.43×10⁹/L，中性粒细胞比例 92%，淋巴细胞比例

4.8%。

心电图：T 波低平。

入院诊断：盆腔脓肿；心肌供血不足。

入院后静脉滴注 3 代头孢抗生素，对症治疗并积极术前准备。

因患者曾有两次手术史，坚决拒绝手术。抗菌消炎 12 天，其间病情反复。虽体温正常，但出现咳嗽症状。反复 B 超检查包快无明显缩小。"

由于患者情绪激动，拒绝治疗。再三动员同意服用中药。乃于 2011 年 10 月 10 日视频求诊，面红，口渴，舌红苔黄厚，脉滑数。

辨证为湿热下注，聚结日久，肉腐成脓。法当清利湿热，解毒散结，消肿排脓。

方用大黄牡丹皮汤加味：

大黄 12 克	牡丹皮 15 克	桃仁 12 克	冬瓜子 30 克
薏苡仁 40 克	忍冬藤 30 克	败酱草 60 克	鱼腥草 60 克
蒲公英 30 克	连翘 30 克	穿山甲 10 克	白芷 12 克
黄连 10 克	黄芩 12 克	瓜蒌 30 克	半夏 15 克
天花粉 30 克	陈皮 6 克	土贝母 15 克	皂角刺 15 克
甘草 10 克	当归 12 克		

20 剂，日 1 剂，水煎服。

服用 20 剂后，自觉症状十去八九，腹软，无压痛，未及包块，B 超检查提示盆腔少量积液，包块消失。

第十章

内科杂病

第一节　畏寒

患者女性，50 余岁，于 2015 年 3 月 22 日来诊。

因"怕冷反复 3 年"就诊。

症见：怕冷，四肢不温，觉鼻尖处冷甚，夜间稍有汗出，需以电热毯才觉暖和。遇凉即咳，眼花，口干口苦，时有上腹部胀痛，饥时饱时均胀痛，喜热食，腰酸胀，大便溏烂，小便可，背中有一块皮疹瘙痒。舌淡红，边有齿痕，苔薄，有细小裂纹，脉沉。

既往有脑血管病史。证属血虚寒凝，脉络不通。选养血散寒通经的当归四逆汤原方，方药如下（农本方颗粒）：

甘草 10 克	当归 12 克	桂枝 10 克	细辛 3 克
川木通 3 克	白芍 10 克	大枣 20 克	

7 剂，水冲服，日 1 剂。

至 3 月 28 日患者复诊，诉鼻尖寒冷的感觉大大减轻，遂效不更方，继续予 7 剂。有是证，用是方，此之谓乎？

第二节　感冒

浙江台州 5 岁男孩，发热汗出，不大便，咳嗽 2 天，体重降了 3 斤，网诊，舌红苔厚。病属感冒。

证属外寒内热，兼有积食，三阳合病。治当散外寒，清内热，消积食。

以大柴胡汤化裁：

柴胡 12 克	黄芩 6 克	桂枝 9 克	姜半夏 6 克
防风 6 克	生姜 3 片	大枣 3 个	甘草 5 克

大黄 3 克　　　　　山楂 9 克　　　　　石膏 12 克

1 剂，水煎分 2 次服。

次日，告未再发热。鼻衄。回信曰："说明外邪将解。" 3 小时后得大便，舌苔退大半。虽少许咳痰，嘱其不再服药，当自愈。第 2 天微信回曰："教授，这个药真好，以前退热后会残留咳嗽，这次一次到位。"

按语： 当医生，阅历很重要。这是我刚过 60 岁的病案。虽没诊脉，至少通过微信看到面部和舌头照片，满足了看病的第一需要——看。至于方子嘛，得意忘形，信手拈来，已非全貌。《伤寒论》"自衄者愈"还是给了我不必再剂的底气。虽然 47 条原文是："太阳病，脉浮紧，发热，身无汗，自衄者，愈。"不必拘泥矣。

第三节　妊娠感冒

2017 年 12 月 6 日，我收到微信："王教授您好！我是柳州的一位乙肝患者覃某，2015 年 5 月发病很严重，是您治好了我。一直到现在，我还在吃您给开的药方。非常感谢您的救命之恩！

我现在又遇到一个大问题，又要来打扰您了，现在怀孕 26 周了，不小心挨着凉感冒，鼻塞不通气，说话变声了，晚上睡不好，一周多，因为怀孕，不敢乱吃药。鼻塞不通气，用嘴巴呼吸，喉咙干、辣，有浓痰，开始有点咳嗽。求王教授能再次施良方，非常感恩感谢！"

视其舌淡红，苔薄白，桂枝汤证谛也。

处方：

桂枝 12 克　　　　白芍 12 克　　　　生姜 4 片　　　　大枣 6 个

甘草 12 克　　　　黄芩 12 克　　　　瓜蒌皮 15 克

3 剂，每日 1 剂，水煎服。

4 天后晨起开机，微信曰："王教授早上好！吃了 3 剂汤药，好了。谢谢您！"

按语：桂枝汤是《金匮要略》妊娠病的首方。症状相符，看舌无差，乃径直用之。黄芩是安胎之圣药，配合瓜蒌皮化渐变之痰热。虽无脉象，庶几成理。看病看病，此之谓乎？

第四节　眩晕

病案 1

2015 年 10 月 20 日网友黄医师："王老师你好，请问明天上午您是不是在河南中医学院（河南中医药大学）讲课？我近日正在读您出版的书，想听听您讲课。还想请王老师帮忙看个病号。头晕在每天上午十一二点左右发作，在下午七点到十点发作，头晕发作时心慌、胸闷、浑身无力，河南省有名中医前辈都看过，效果不大。"

第二天我讲完课后，见到这个女青年，问得无汗，察得舌红苔薄，切得脉浮。分析曰：眩晕时发是少阳证，无汗脉浮是太阳证，上午发作是气虚，下午发作是阳明证（阳明旺于申酉戌，19～21 点是戌时），是风寒从太阳而入，少阳、阳明受侵，日久伤气则浑身无力，热扰则心慌胸闷。当从三阳同治立法，小柴胡汤加味。

处方：

柴胡 12 克	黄芩 12 克	姜半夏 12 克	党参 12 克
生姜 6 片	大枣 6 枚	炙甘草 10 克	麻黄 10 克
桂枝 10 克	羌活 12 克	葛根 30 克	防风 12 克
白芍 30 克	生石膏 30 克	生龙骨 30 克	生牡蛎 30 克

7 剂，日 1 剂，水煎服。

10 月 28 日微信："现在头晕、无力、心慌好些，失眠烦躁没有多大改善。"嘱当清心火，养心神。原方加黄连 12 克，生地黄 30 克，百合 30 克。

11月12日微信："心烦、失眠、头晕、无力、心慌好了，在劳累和心情不好时还有点头晕无力。能否加疏肝补虚的药？"回复：此属气虚风动，当培土息风，稍佐理气。四君子汤加味：

党参 20 克	白术 12 克	茯苓 12 克	炙甘草 10 克
陈皮 10 克	山药 20 克	天麻 10 克	

日 1 剂，水煎服。

病案 2

2017 年 9 月 27 日新西兰某医师微信求方："我妈妈，78 岁，右甲状腺肿大几十年。左侧耳前淋巴结肿大数年，高血压 3 年。腹部虚胖。主诉：头晕 2 年，加重 3 个月（晨起明显），前一阵的头晕与体位有关。

现在头晕与体位无关，但到三餐时间必须吃饭（血糖正常），否则心慌易饥。头部微颤抖，紧张时加重。服用降压药后，血压维持在 150～160/98～104mmHg，微有恶心，纳可，偶有泛酸，大便日 3 次（成形顺畅）。

夜尿 2～3 次。入眠困难，多思多虑，起夜后难以入睡。夜半口干，口不苦，咽痒则咳，有少量白痰。右胸胁偶胀满及右肩胛下痛。饮不多，喜温饮。上身偶发热，活动后汗出，膝以下怕凉。舌淡红有裂纹中少苔，边薄白苔齿痕，脉弦，尺弱。"

我辨证：少阳相火，肝胃不和，肾精亏虚。

处方：

柴胡 12 克	黄芩 12 克	姜半夏 12 克	党参 12 克
葛根 20 克	白芍 12 克	黄连 9 克	干姜 12 克
山药 20 克	天麻 12 克	枸杞 12 克	甘草 12 克
大枣 6 枚	吴茱萸 6 克		

7 剂，日 1 剂，水煎服。

问："此方您为何用吴茱萸？"

答：黄连和吴茱萸为左金丸，平肝和胃制酸。

问："为何说她是肾精亏不是肾气亏？"

答：因为舌上裂纹和头晕都是肾精亏虚不能上充的表现。

问："舌上裂纹在中间，且头晕耳鸣不也可见肝肾不足？"

答：肝肾不足的实质是阴精不足，偏于阴虚者火旺，偏于精亏者头晕耳鸣。

问："柴胡的升提作用会不会使血压更高？"

答：不会。

2017年10月10日反馈："头晕恶心好转，改变体位仍头晕，晨起口舌干燥明显，偶有口苦。泛酸减轻，纳可，大便成形，日3～4次，小便频，饮后即排尿。乏力略微好转。睡醒时前胸及后颈背部微汗出。腿软无力，午后浮肿加重。无腰酸，但有腰部无力。还有喜热，怕冷。舌淡红，中部有裂纹，前部少苔，少津。脉左关弦，两尺弱，左寸弱。"

回信：肾虚当顾，加山茱萸12克，五味子12克，巴戟天12克，茯苓30克。7剂，日1剂，水煎服。

问："为何茯苓用这个比例？"

答：午后浮肿加重，故茯苓重用。

病案3

张某，男，28岁，在西安工作，2018年9月3日第一次来诊。

这位患者头晕、头闷，身上肌肉跳动1年多，严重影响工作和正常生活，在全国各地多处求医服药未果，他的一个发小现在在甘肃中医药大学读中医研究生，知道了以后给他开了真武汤的原方，服用之后症状有改善，但是在服用一个月之后告诉他：因为对下一步的治疗拿不准，不敢再继续开方了，并推荐其在西安找我诊治。

刻诊：面黄，头晕头沉重1年余，身上肉跳动。走路不稳，心前区不适，食亢，反复感冒，怕冷，大便不成形，舌淡红，脉数。

此真武汤证之外，尚有"心下有支饮，其人苦冒眩"的泽泻汤证，另外兼有外受风邪、心阳虚等证，用真武汤合泽泻汤加减，5剂。

处方：

制附片15克　　　茯苓15克　　　白术15克　　　白芍15克

生姜 30 克	生晒参 10 克	泽泻 30 克	桂枝 10 克
荷叶 20 克	山药 30 克	石膏 30 克	防风 10 克
天麻 15 克	葛根 30 克	苍术 15 克	

2018 年 9 月 8 号第二诊：患者自述诸症都有改善，舌淡红，脉沉。继续沿用上方，并做微调。制附片加到 30 克，防风加到 20 克，加肉桂 10 克，14 剂。

2018 年 10 月 8 日第三诊：头闷头胀减轻 70%，走路多时会加重，走路不稳消失。服药期间未再感冒，停药后感冒 1 次。肌肉跳动，脱发，多梦，食亢，胸前区不适。

我谓学生曰：整体说来病情在逐步好转，这里我的一个思路就是合方。医圣仲景用药精炼，组方严谨，为后世立圭臬，建法度。临床上遇到的病情往往是复杂的，这个时候如果墨守成规，只用一个方子，甚至是套用一个方子，就不行了。

他初诊来的时候，我就是看准了病在好几个方面，既有阳虚水泛，也有痰饮流动，还有外感风邪、心阳虚等，反复感冒就提示还有营卫不和的问题，所以用了真武汤，合了泽泻汤、苓桂术甘汤、桂枝汤，这 5 个方子是把药都用齐的。

从另一个角度说，有时候用一个方子里的一味药，就代表了合用这个方子，这是取其方意。比如说山药，就是取薯蓣丸之意，补虚祛风。

而且用了五六个方子，药还不多，这就是经方的奥妙。

他这次反复强调了胸前区不适，这是心下悸的一种表现，把桂枝加到 15 克，茯苓加到 30 克，14 剂。

2018 年 11 月 8 日第四诊：取药 14 剂。

2018 年 12 月 8 日第五诊：患者自述一年多来的各种难受，头晕、头顶胀及肌肉跳动减轻 80%，整个人就像换了个人。舌淡胖脉沉。

我谓学生曰：看病就像打仗，打仗不只是会冲锋陷阵，还要会撤退，就算是仗打赢了也不是转身就回那么简单，残余敌人反扑上来怎么办？其他力量乘虚而入怎么办？自乱阵脚怎么办？所以怎么撤退也是一门学问。

他目前虽然已经好很多了，但是叶天士讲温病的时候说，炉烟虽熄，灰中有火。这里也是这个意思，冲上去容易，怎么撤下来才更考验军事指挥官的能力。

真武汤合泽泻汤作为基本方继续用，另外还用苓桂术甘汤，心阳虚就用桂枝甘草汤。合4个方子八味药：

| 泽泻 30 克 | 白术 12 克 | 桂枝 15 克 | 茯苓 30 克 |
| 白芍 12 克 | 制附片 15 克 | 生姜 18 克 | 炙甘草 18 克 |

14剂。

2019年1月10日是第六诊：已愈90%，上方不变，14剂，清扫战场以固战果。

张先生2019年7月13日来到西安易圣堂国医馆，谓："余患疾遍访名医，服百药无效。至王公处辨证精准，拟方严谨，疾患逐愈。"并送我一幅书法作品《仲景遗风》（图8），意境高远，用语精当，我喜欢。

如果说华佗再世，我就不好意思在这里展示了。当然，没有文字注解，详述缘由，我也不便放在这里。这幅书法作品可以说情景交融，义理兼通，笔力老到，赏心悦目。

希波克拉底曾经说过，有时候认识他是一个什么样的人，比认识他患什么病还重要。我虽然没看出这个小伙子如此有文化，但他对中国传统文化的造诣，也是他顽疾获愈的一个因素。即我常说的：难病没有绝奇方，患者精明医好当。假如他急功近利，见异思迁，"虽司命无奈之何。"

病案 4

陆某，男，47岁，2019年3月24日初诊于深圳市宝安区中医院流派工作室。

主诉：头晕3年。一周发头晕1～2次，视物旋转，伴汗出较多，严重则恶心呕吐，呕吐物为胃内容物，平素头蒙重，颈部僵硬，耳鸣，口苦，无恶寒，步态正常，行走稳健，大便干，呈羊屎状。舌淡红，苔薄腻，脉弦。

诊断：眩晕。

辨证：痰浊上蒙，外受风邪，筋骨脆弱。

治法：化痰浊，升清阳，去风邪，壮筋骨。

选方：泽泻汤、苓桂术甘汤、自拟新加葛根汤加味。

处方：

泽泻 30 克	白术 15 克	桂枝 15 克	茯苓 30 克
炙甘草 5 克	葛根 30 克	威灵仙 30 克	白芍 30 克
羌活 10 克	防风 10 克	醋龟甲 30 克	骨碎补 30 克
天麻 15 克	姜半夏 20 克	麸炒苍术 10 克	

共 14 剂，水煎服，每日 1 剂。配合竹罐疗法，刺血拔罐，祛风先活血是也。

2022 年 5 月 20 日复诊：患者一进诊室感激不尽，相见甚欢。谓服药即效，14 剂后症状消失。今又发作半个月。视舌脉诸症同前，效不更方可矣。

按语：眩晕病情复杂，临床不像教材分辨明晰。尤其是迁延日久如本案者，常常是多种因素的结果。泽泻汤治苦头眩，尤恐势单力薄，与苓桂术甘汤合方，对痰浊上犯、清阳被蒙、起则头眩乃至头脑昏沉不清则较有把握。

《黄帝内经·素问》有"年四十阴气自半"，肝肾渐衰，筋骨失养，弹性变差。不正确的姿势，软骨如椎间盘受压变形，小关节紊乱失稳，也是可以想见，何况颈部僵硬已显，葛根自当首选，威灵仙、芍药甘草汤双管齐下，与补肾壮骨的龟甲、骨碎补，祛风止眩的防风、羌活、天麻等，合力同为，效在预料之中。

不专门用通便之药，深信白芍 30 克足够。不然张仲景怎么能将大黄、芍药相提并论呢。旧病复发，何须改弦更张，老调重弹可矣。

另按：我这篇文章写成后，我在秘传弟子群以此为题，要求各自分析方义，作为一种教学摸底和考核，我的弟子究竟掌握得怎么样？两天来陆续收到 10 篇短文，今选 5 篇附于文后，以飨读者，也请同仁评判这种教学模式的长短和我教学方法的对错。

（1）秦传蓉

方义分析：患者以"头晕"为主诉就诊，结合腻苔，首先考虑痰饮为患，符合泽泻汤证及苓桂术甘汤证，《金匮要略·痰饮咳嗽病脉证并治第十二》第 25 条"心下有支饮,其人苦冒眩,泽泻汤主之";《伤寒论》第 67 条"伤寒若吐若下后,心下逆满,气上冲胸,起则头眩,脉沉紧,发汗则动经,身为阵阵摇者,茯苓桂枝白术甘草汤主之"。

头晕时发时止,此乃风邪入里,与痰饮相合为患。服药 14 剂后再次发作,为加强祛湿化痰之力,故加苍术以"消痰水",治"风眩头痛",并合半夏白术天麻汤。方中新加葛根汤,显然是针对患者颈部僵硬而设,患者 47 岁,男子"年四十阴气自半",肾气渐亏,筋骨不坚,正气不足,风邪乘虚入里,筋脉肌肉拘急,以此方祛风散邪,补益肝肾,颈部僵硬解除,阳气顺利上达头部,促进气血运行,同样有缓解头晕的作用。

当然,方中白芍养阴利水,不仅可合威灵仙缓解颈部僵硬,还可润肠通便,以治疗大便干结,兼顾消痰水,由此,一味白芍正好针对痰湿内盛、津液亏虚的燥湿相混之象,一药多用。痰饮内盛,三焦气机阻滞,少阳经气不利,通过化痰饮、畅气机,清阳自升,浊气自降,三焦水道通畅,诸症自然而解。

（2）马传琦

眩晕一病,多发而难治。多发者,因头为诸阳之会,十四经络或直接循行至头,或别系所过有所关联,经络脏腑表里相连,相生相克,所以周身诸病都容易引发眩晕一症,病因繁多也是此病难治之所在。

恩师王三虎教授挖掘中医经典《伤寒论》《金匮要略》所载证治,结合多年的临床研究,认为眩晕病多由痰饮中阻、痰浊上蒙清窍、肝阳上亢、外感风寒等原因所致,而且临床上单一病因致病的情况比较少见,多半是多因素共同存在,所以王老师采用合方治疗,每多验效。

胃气以降为顺,当痰饮阻滞在中焦时,胃气不能正常下降,胃气上逆易发眩晕,常见腻苔、恶心、呕吐等症。《金匮要略·痰饮咳嗽病脉证并治第十二》云:"病痰饮者,当以温药和之。"王老师选用茯苓桂枝白术甘草汤,不仅是取其化痰饮之功用,而是此方证中就有"气上冲胸,起则头眩"的准确记载。

胃气上逆,夹痰浊上蒙清窍,常见头重如裹、头重如冠、头及耳目等孔窍蒙重不清等临床表现,生动诠释了《金匮要略·痰饮咳嗽病脉证并治第十二》的泽泻汤证："心下有支饮，其人苦冒眩。"王老师在运用泽泻汤治疗眩晕时，把握原方泽泻五两、白术二两的五比二的用量比例，一般白术用12克时，泽泻需要用30克，少则恐不效。

足太阳膀胱经循行体表的面积最大，为一身之藩篱，风寒袭人，太阳最先受之。颈项是太阳经循行所过，也是由身至头的紧要之处，感受风寒则太阳经脉不利，常见颈项强痛僵硬，导致气血运行不畅，也是眩晕的常见病因，同时外因也是一个容易被忽视的病因。王老师以经方为基础，结合临床再创新，有自拟方"新拟葛根汤"治疗此证。

"新拟葛根芍仙草，羌防夏丹杜龟骨"。方中葛根取自《伤寒论》葛根汤，葛根缓解颈项部挛急，祛风散寒，现代药理学也证明葛根有缓解横纹肌痉挛的作用；芍药甘草汤是经方中缓解挛急最有代表性的方剂；再加威灵仙，四味药共同解除软组织、肌肉的挛急，让气血顺利运行。羌活、防风既能祛风散寒解表，又能解痉。人到中年，血液黏稠，精亏骨弱，筋骨失去弹性，加半夏化痰，丹参活血，杜仲、龟甲、骨碎补补肾壮骨，恢复颈椎椎间盘的弹性，以求骨正筋柔，解眩晕之苦。本病例因没有明显瘀血指征，所以去掉丹参。

风为阳邪，善行而数变。风邪不仅使得眩晕时重时轻，时发时止，狡猾难治，而且常常外风引动内风，再加上中焦痰湿阻滞，脾胃之气渐虚，肝风乘虚而起，火上添油，使得眩晕加重，常见发作时天旋地转，闭目而眩晕不减，或兼耳鸣，口苦，咽干，脉弦或弦滑。王老师取半夏白术天麻汤的三味主药，半夏化痰湿，白术健脾燥湿，天麻息风止痉，平肝潜阳。也可白术、苍术二术同用，相须相使，以图全功。

本病例中的大便干如羊屎，王老师没有简单地使用大黄泻下，而是针对燥湿相混的复杂病机另辟蹊径，润燥并用。一方面使用白术、苍术健脾燥湿，通过运化中焦来恢复身体正常的津液输布来通便，另一方面使用芍药养阴增液，增水行舟。王老师曾经给弟子们讲解《伤寒论》时说道，第280条，太阴为病，脉弱，其人续自便利，设当行大黄、芍药者，宜减之。以其人胃气弱，易动固也。当张仲景说到通下时，把芍药与大黄并提，足以让我们重视到芍药的通便作用了。

（3）杜立志

师父的眩晕病案内中病机显然是一个综合状态，寒热交杂虚实并存，泽泻汤与苓桂术甘汤专治水饮上犯、蒙蔽清窍之眩晕，同时因阳明内结腑气不降，大便干实而浊气夹水气一并上逆，因而口苦、呕逆与眩晕，所以加天麻、半夏平热降逆，白芍倍量而导下。

眩晕者多伴有颈椎病，40 岁后由盛而衰，骨弱髓空更易被侵，风邪也由此而入，病患背颈拘谨不适是此症的外显，葛根汤是一个对治法，具体用法上的变通又兼顾现状，葛根汤去麻黄加半夏止呕、倍芍药导下柔筋，加防风、羌活祛风，加威灵仙止痉，加龟甲、骨碎补养阴壮骨。正因有理法方药准确而到位，才有疗效的显著。这是我对师父病案的解读，见笑啦！

这个病案中还有一点，我觉得可以加适量大黄，应该无妨，大便干结如羊粪状伴口苦，阳明内结已显，有用大黄或小承气的指征，况患者 47 岁，还处于相对壮实的年龄，仅用芍药 30 克在临床上有时达不到下的力度，至于这点还待师父指教。

（4）蒋立正

师意：泽泻汤 新拟葛根汤。"心下有支饮，其人苦冒眩，泽泻汤主之"。泽泻、白术配伍升清阳降浊阴，是治疗眩晕的良方，新拟葛根汤是师父临床多年锤炼的治疗中老年颈椎病经验方，方中葛根缓解肌肉挛急，为君药，威灵仙、白芍、甘草助之，为臣药，醋龟甲、骨碎补补肾壮骨，赤芍、丹参活血，天麻、防风、羌活祛风为佐药，姜半夏化痰为使，更加麸炒苍术，增强祛痰化浊之功效。两方合用，化痰浊，升清阳，祛风邪，壮筋骨，配伍精准，肯定效如桴鼓。

（5）柴方珍

首先此方是由泽泻汤、新拟葛根汤、天麻半夏汤三方合方。泽泻汤治疗苦冒眩；新拟葛根汤的调和营卫，缓解挛急，祛风燥湿消痰，补肾壮骨通络；天麻半夏汤是取了它的意。总之紧紧抓住了风、痰、湿三要点。

病案 5

陆某，男，45 岁。2019 年 6 月 10 日深圳市宝安区中医院流派工作室复诊。

两月前因眩晕经我用中药泽泻汤、苓桂术甘汤、新加葛根汤 14 剂，病愈大半。今又有发作迹象眩晕两日，舌红，苔水滑，脉滑。

中医诊断：眩晕。

证型：痰浊上犯，肾亏骨脆，外风入中。

除药罐、放血疗法疏通经络外，当升清降浊，补肾壮骨，祛风止眩。

处方：

泽泻 30 克	白术 15 克	茯苓 30 克	桂枝 15 克
炙甘草 10 克	葛根 30 克	威灵仙 30 克	白芍 30 克
醋龟甲 30 克	骨碎补 30 克	防风 10 克	天麻 10 克

共 14 剂，每日 1 剂，煎服，每日 2 次，每次 150mL。

2019 年 12 月 20 日第三诊：上方服完晕止。10 天前又出现眩晕至今。舌脉同前。治疗方法同前，不赘。

按语： 教材上将眩晕分为九型，临床上对证的不多。本例舌脉已显痰饮之象，张仲景用泽泻汤治疗"其人苦冒眩"，用苓桂术甘汤治疗"起则头眩"，已成公认良方。

今人手机电视，伏案工作，颈椎压力有增无减。加之"年四十阴气自半"，肾虚骨脆，椎间盘弹性大减，偶受风邪，多因成疾。所以我自撰的新拟葛根汤在所必须。病因不除，难免再发。

第五节　头痛

龙某，女，34 岁。诉 2017 年 10 月初开始头痛，有紧绷感、双侧电流感，伴呕吐，全身易出红色风团，洗澡后明显。曾用吴茱萸汤加味无效。

11 月 14 日深圳初诊：恶风汗出，头项痛，其气上冲，皮肤有风团，舌尖红，苔薄脉弱。

病属太阳病,中风证。予桂枝加葛根汤加味以祛风解肌。

处方:

| 桂枝 15 克 | 白芍 15 克 | 生姜 4 片 | 大枣 6 枚 |

| 炙甘草 12 克 | 葛根 30 克 | 生石膏 30 克 |

2017 年 12 月 28 日深圳市宝安区中医院复诊,自述服药 4 剂后头痛缓解,但仍有头部两侧拘紧感,咳嗽、喷嚏时头顶痛,无头晕,时有风团,头皮发痒,搔之成疖,肩背乃至头部其气上冲多年。舌体胖,舌淡红,苔薄黄,脉缓弱。

仍属太阳病少阳合病,治当祛风解肌,兼以疏利少阳风热。

处方:

| 白芍 30 克 | 炙甘草 12 克 | 桂枝 15 克 | 大枣 30 克 |

| 牡丹皮 12 克 | 藁本 12 克 | 桑叶 12 克 | 生石膏 30 克 |

生姜 4 片

每日 1 剂,水煎,分 2 次,每次 150mL 温服。共 7 剂。

按语:《伤寒论》第 15 条:"太阳病,下之后,其气上冲者,可与桂枝汤,方用前法;若不上冲者,不得与之。"今有验也。

桑叶、牡丹皮泄少阳血分风热,是我学习叶天士的经验,可补充小柴胡汤,只泄少阳气分热之不足,多年有证,故而用之。

第六节　癫证

荣某,女,15 岁。患妄想病两年。家人诉"没人碰她,但她认为有人碰她,并责怪你碰她(口气发火样子)"。多处求医。其父因此成为中医爱好者,熟悉当今不少名医。2019 年 8 月初至 11 月 8 日一直在西安求医。曾用礞石滚痰丸、柴胡疏肝散等医治无效。2019 年 11 月 8 日于西安市尚检路易圣堂国医馆初诊。

刻诊：形体肥胖，沉默懒言，怕热，太阳穴痛，口不苦，嗜睡，食亢，多涎唾，饱食油腻则大便不成形，嗜甜食，矢气声大如鞭炮，体重85kg。悲伤欲哭，月经平素正常，今推迟13天未来。舌红，苔白，脉沉。

病属癫，证属痰浊蒙心，升降失常。

法当化痰浊，开心窍，升清降浊。

以黄连温胆汤、矾金丸、升降散合方：

黄连 10 克	姜半夏 30 克	陈皮 12 克	茯苓 12 克
炙甘草 10 克	枳实 15 克	竹茹 12 克	蝉蜕 10 克
僵蚕 10 克	姜黄 10 克	大黄 6 克	

26剂，水煎服，每日1剂。

2019年11月26日其父微信："王大夫，您好，11月8日孩子（海南过来的）在易圣堂找您看的，是未分化型精神分裂症伴蛛网膜囊肿和窦性心动过速，现服药至今已15天了，嗜睡好转，妄想症状好转，流口水、感冒当天有，现没有了。

还有些懒的现象，做什么都叫别人拿，做什么都征求别人同意才做，饭时闻异味易恶心作呕，没吐，每天如此，大便次数多，每天2至3次，吃饱就大便，大便正常，矢气声、哭笑没有了。

月经今天来了，就是易感冒，早上起来吹风，天转凉易打喷嚏，好像过敏性鼻炎一样。现孩子感冒了，不知原方还要继续服吗？"回曰：建议继续吃药。

2019年12月7日其父微信："小孩的药已服完，已返回三亚上学。"

按语：本病特殊，屡经名医诊治，难度可以想见。我除了做小孩思想工作，鼓励尽早复学，少食多动外，用药也不敢大包围。对于这种复杂疾病来说，13味药可以说是够简练了。效果还算符合预期。

虽然还得继续治疗，但小孩恢复已经中断十个月的学业（再不怕课堂上"放鞭炮"扰民了），步入正途，我还是有点成就感的。也就顾不得城府，等不到"灰姑娘和王子过起了美满幸福生活"的圆满结局，从快从速发表，为知我者悦。恐怕又要遭高明者窃笑了。

第七节　更年期综合征

2020 年 2 月 15 日深圳网友微信求诊："金某，女，47 岁，已停经半年，主要症状，潮热汗出，早上次数少，下午和晚上次数多，潮热汗出后身体发冷，上半身热，小腹、臀部、手脚凉，夜间燥热，不好入睡，每天凌晨一点到三点会醒，多梦，大便溏稀，上热下寒，白天眼睛干涩，夜间口渴。"舌偏红，苔薄黄。

病属绝经前后诸症、百合病，证属肾心同病，阴阳两虚，火热上炎。法当心肾同调，阴阳双补。

方选：肾气丸合百合地黄汤合二至丸加味：

生地黄 30 克	山药 15 克	山茱萸 15 克	牡丹皮 10 克
茯苓 10 克	泽泻 10 克	附子 9 克	肉桂 6 克
百合 30 克	麦冬 30 克	女贞子 12 克	旱莲草 12 克
知母 12 克	黄柏 12 克	枸杞子 12 克	菊花 12 克
菟丝子 12 克	淫羊藿 12 克	当归 12 克	

颗粒剂 30 剂，每日 1 剂，分 2 次冲服。

2020 年 3 月 16 日微信："王教授您好！首先要感恩您，吃了您一个月的药，我的更年期潮热好了一些，不像以前那样出汗了，但是还是阵阵发热。

尤其是晚上，发热无法入睡，刚睡半小时就会醒，梦特别多，夜间会醒三四次，因身上潮热就醒了，有时身上是凉的，有时身上像火一样烫，入睡困难，睡着后稍有动静就被惊醒，醒来又难入睡。

手脚心比原来热了些，但手指脚趾仍然凉，胃和小腹、臀部、大腿外侧还是冰凉，大便也溏，头发脱落严重。

停经前一年上眼皮早晨起来一直是肿的，至现在仍然晨起还是肿，以为是甲状腺结节，去检查又没有。双眼角下垂严重，如果背个小包走半小时左右，会脱肛，口渴，嘴唇干裂。

不能吃生冷的，吃点水果胃痛，喉咙老感觉有东西堵到，无痰，也不咳，右腿静脉曲张严重，有乳腺小叶增生和子宫肌瘤，白带是黄色。在深圳找了中医调半年也没见效。这次有幸遇到王教授您，一定好好调理。"

虚火得以下撤，脾阳虚之象已显。上方加仙茅 10 克，益智仁 12 克。颗粒剂 30 剂，每日 1 剂，分 2 次冲服。

2020 年 3 月 31 日微信："王教授您好！很是感谢您的妙手回春，通过这一个半月的调理，我的更年期潮热汗出症状完全没了，失眠多梦好了些，还剩下半个月的药粉，是继续吃呢，还是换方子调其他症状。"回曰：可以继续。

按语：方剂是中医宝库中的明珠，是克敌制胜的锐利武器。历代中医都是在方剂的质量提高、数量增加的基础上不断进步的。最基本的四百首方剂，入门而已。《景岳全书》载方 3031 首，就是中老年中医的标杆。对此，我自愧不如。在临床上，我只能老调重弹，古方新用，合方化裁，本案就是明证。

更年期综合征属中医绝经前后诸症，几无争议，症状太多就有百合病了。即使用了肾气丸合百合地黄汤仍嫌不足，不仅二至丸，知柏地黄丸、杞菊地黄丸之意也在其中。二诊脾阳虚之象已显，二仙汤也不得不用。算起来六方合方，实在贻笑大方。麦冬增强清心肺之功，当归补肺肾之功，是参考了百合病的病机，取材于麦门冬汤、金水六君煎之妙用。下笔处方易，临床取效难。患者的信任可能也是不可或缺的。

第八节　梅核气

王某，男，42 岁，渭南市人，以"咽喉不利有异物堵塞感两年"于 2022 年 9 月 26 日在西安天颐堂中医院初诊。

两年来，两次胃镜，一次喉镜，虽未见器质性病变，但按梅核气治疗，屡更医院，几乎无效，乃至越来越重。患者痛苦不堪，压力很大。舌苔白厚，脉沉。

诊断：梅核气。

辨证：痰浊壅塞咽喉，寒重于热，日久成毒。

治法：化痰利咽，散邪解毒。

方选：葶苈大枣泻肺汤、半夏散及汤、麻黄升麻汤化裁。

处方（颗粒剂）：

葶苈子 30 克	大枣 30 克	升麻 20 克	当归 12 克
生甘草 10 克	浙贝母 10 克	姜半夏 15 克	茯苓 15 克
射干 12 克	牛蒡子 12 克	桑白皮 12 克	杏仁 10 克
桂枝 10 克			

15 剂，每日分 2 次冲化服用。

2022 年 10 月 15 日复诊：咽堵稍效。舌暗红，苔白，脉沉。加厚朴 20 克，薄荷 10 克。15 剂。

2022 年 11 月 2 日三诊：病去八成，患者喜形于色。舌淡红，苔白，脉沉。效不更方，再用 15 剂。

按语： 半夏厚朴汤治疗梅核气是中医的招牌。但病有轻中重，难易差别大。久治无效，前车之鉴，不得不另觅他途。张仲景就用葶苈大枣泻肺汤治疗"喘鸣迫塞"。

南北朝徐之才的十剂，就把葶苈子的通泄作用强调到极致，排在大黄之前："泄可去闭，葶苈大黄之属。"

半夏散及汤就是治疗寒痰凝结咽喉的妙方，我早年效验，记忆深刻。麻黄升麻汤、升麻鳖甲汤都是用升麻这个解百毒、靶向在咽喉的君药治疗咽喉病症。

虽缺麻黄未用，效果却符合期望。方药心得，目无全牛，不避方家之讥笑，展现杂乱于同仁。

第九节　三阳合病

患者徐某，男，45岁，因受凉后出现咽痛，发热，微恶寒，体温时高时低，最高体温38.7℃，随后相继出现双腕关节、双肘关节、双膝关节疼痛，双下肢胫前肌肉疼痛，自服布洛芬缓释片后热退，但腰部及背部出现少许红色斑丘疹，伴瘙痒，无疼痛，后改服中药，症状未见明显好转。至我院风湿科就诊。

刻诊：发热，微恶寒，偶有咽痛，右腕关节、右手拇指、左手食指近端指间关节疼痛，双下肢胫前肌肉疼痛，无咽痒，无咳嗽咳痰，无胸痛心悸，无恶心呕吐，无腹痛腹泻，纳可，寐欠安，二便调。

辨证为风寒袭肺，治以疏风解表、散寒祛湿为法。

处方：

羌活 10 克	独活 10 克	桂枝 6 克	秦艽 9 克
当归 9 克	防风 9 克	甘草 6 克	海风藤 30 克
乳香 9 克	没药 9 克	威灵仙 9 克	木瓜 6 克
制川乌 2 克	制草乌 2 克	炒苍术 9 克	防己 12 克
荆芥 10 克	柴胡 15 克	麻黄 10 克	

服药后发热、皮疹及关节痛均未见好转，后改用三仁汤加减，症状仍未缓解，再用柴胡桂枝汤，热稍下降，仍在38.5℃，遂行第二次全院大会诊。

我应邀会诊，听了多位专家从西医学的查因发言，深受撼动。望闻问切，一般情况可，口唇发红发绀，消瘦，恶寒发热，午后、夜间发热为主，咽痛，关节痛，颈项淋巴结肿大，口稍渴，多饮，纳寐可，二便调，舌红，苔薄白，脉弱。

恶寒发热、肌肉痛为太阳病；定时发热、咽喉不适、颈项淋巴结肿大为少阳病；口渴多饮为阳明病。四诊合参，考虑太阳、阳明、少阳三阳合病。病因为风邪袭表，入里化热为标，长期劳累、情绪不畅正气亏虚为本。从西医学来看确诊还需努力，但从中医看来，外感乃百病之源。截断扭转，当为急务。法当三阳同治，桂枝汤＋小柴胡汤＋白虎汤加减。重用石膏清热，人参扶正祛邪。

处方：

石膏 80 克（先煎）	知母 12 克	生晒参 15 克（另包）	桂枝 12 克
白芍 12 克	生姜 12 克	大枣 20 克	炙甘草 9 克
柴胡 18 克	黄芩 12 克	法半夏 15 克	桔梗 10 克

2 剂，汤药服 1 剂。

药后患者自觉好转，日最高体温为 37.3℃，口稍干，颈项淋巴结肿似乎增大，舌淡红，苔白，脉浮。考虑外邪未尽，痰毒郁结，病入膜原，治以扶正祛邪，化痰解毒，透邪外出。

处方：

生晒参 12 克	甘草 15 克	茯苓 12 克	枳壳 15 克
桔梗 12 克	柴胡 18 克	前胡 12 克	羌活 15 克
独活 12 克	川芎 12 克	薄荷 12 克	厚朴 15 克
草果 10 克	夏枯草 15 克	槟榔 12 克	浙贝母 15 克
葛根 18 克	白芷 12 克	石膏 40 克（先煎）	桂枝 12 克

2 剂，水煎服，服药次日，患者皮疹、关节疼痛、口干等症状已逐渐消退，体温复常。原方再用，1 周后痊愈出院，至今未见复发。

第十节　少阴病

罗老太太，91 岁，患者因"意识障碍 13 小时"以低血糖入重症医学科。

既往有高血压病、冠心病病史，经治疗后患者目前神清，稍气促，无胸闷痛。

查体：T 37.5℃，R 20 次／分，BP 142/76mmHg（硝酸甘油控制），SPO_2 98%，

HR 107 次 / 分，律不齐，可闻期前收缩，各瓣膜听诊区未闻及病理性杂音。

查：糖类抗原–50 59.52U/mL，CEA 8.54ng/mL，CA–199 42.57U/mL。

CT：①主动脉弓、胸腹主动脉广泛硬化并胸段动脉瘤形成，不排除瘤内血栓形成，建议增强扫描；②胆囊多发结石合并胆囊炎；③胆总管下段多发结石并胆总管、肝内胆管轻度扩张；④左肝管可疑细小结石；⑤肝右叶囊肿；⑥考虑肝血色病，请结合临床；⑦右肺中叶结节灶，性质待定，建议随访观察；⑧左侧少量胸腔积液；⑨右侧胸膜增厚。

请肿瘤一科会诊协助诊疗。初步诊断：①低血糖查因；②冠心病；③高血压病；④恶性肿瘤？会诊时间：2014 年 11 月 26 日。

患者年老体衰，呼之则精神略振，须臾又恍惚不清，夜间烦躁，彻夜未眠，昼日安静，舌瘘津亏，脉细数。证情危重，病涉少阴，阴阳两虚，以阴虚为主，千钧一发，填精补血，益阴扶阳，或可拯救垂危于万一，所谓：有一分津液，就有一分生机。

处方：黄连阿胶汤为主：

| 黄连 6 克 | 阿胶 12 克 | 白芍 20 克 | 西洋参 12 克 |
| 黄芩 10 克 | 枸杞子 10 克 | 制附片 10 克 | 甘草 10 克 |

按语：本病阴阳两虚已极，救治实难措手，但病情症情却是古今《伤寒论》注家所未及，临床实际远比书本复杂，可谓创新之源。

第十一节　痿证

合阳县老太，步履艰难 2 年，多家医院按"多发性肌炎、重症肌无力"等治疗乏效。在雅静园广场偶遇我父亲，得知我曾治愈过我村相同病例，其乃于 2014 年初到西安求诊。

我察其精神不振，声低气怯，口干欲饮，舌红少津，腰膝酸软疼痛，上下肢拘挛，尺脉沉，寸脉浮，按"肺热叶焦，则发痿躄"，气阴两伤，肝肾亏虚，感受风寒论治，虎潜丸加味。

处方：

黄柏 10 克	知母 20 克	生石膏 40 克	党参 30 克
黄芪 40 克	薏苡仁 30 克	龟甲 30 克	牛膝 15 克
川牛膝 15 克	当归 12 克	川芎 12 克	独活 12 克
桑寄生 12 克	续断 15 克	徐长卿 20 克	骨碎补 30 克
白芍 20 克	羌活 12 克	白术 12 克	茯苓 12 克
威灵仙 12 克	防风 12 克	甘草 12 克	

5 剂后见效，前后百余剂，患者行走如常，乃广为宣传，直接带来的是其夫，以腹痛查出"十二指肠憩室"，但止不住疼痛，我用大建中汤、乌梅丸、吴茱萸汤之类收功。

其大女儿在 2015 年春节也上门求治，我以执简驭繁之法，竟也将百病缠身、久治无效的纷繁复杂渐次控制。这也给我本来就不得清闲、回家看看变得更加身不由己了。

第十二节　高热

2019 年 11 月 28 日中午接到微信："7 岁女生，30kg，10 余天前受凉后开始流涕，偶尔咳嗽。6 天前开始发热，体温最高 39.7℃，夜间为甚，咳嗽开始较前频繁，咳黄绿色痰，流黄绿色鼻涕，曾先后中药小柴胡汤＋麻杏石甘汤加减及三仁汤加减治疗，体温仍反复。

现仍有发热，体温 39.0℃，发热前寒战，仍流黄绿色鼻涕及咳痰，带有血丝，发热时胃纳减退，热退进食尚可，大便 2 日未解，小便偏黄。近期孩子同班近 20 个孩子感冒发热，部分查乙流（＋）。4 天前患儿查流感病毒阴性，血常规无明显异常。奥司他韦孩子从感冒第 3 天开始口服至今，同时服头孢克肟 50mg，一天 2 次。"

此属三阳合病，肺中痰热。柴葛解肌汤合《千金》苇茎汤加味：

柴胡 12 克	葛根 18 克	羌活 10 克	白芷 9 克
薄荷 9 克	连翘 20 克	桔梗 10 克	黄芩 12 克
石膏 40 克	白芍 12 克	甘草 9 克	芦根 30 克
鱼腥草 30 克	桃仁 12 克	冬瓜子 20 克	大黄 9 克
栀子 12 克			

1剂，今日水煎分 2 次服。停西药。

次日中午："老师您好，孩子昨晚大概喝了多一半的药（喝药后吐了一部分），夜间体温最高 37.5℃，后来自己就退了。今天到目前为止体温正常，流涕、咳嗽频率也相应减少了，今日解稀便 2 次。"回复：再吃 1 剂。

第三日中午："老师您好，孩子体温已完全恢复正常，现在主要症状流黄涕，仍有咳嗽，痰黏稠，晨起咳黄痰，白天色白，今解稀便 2 次。"

表邪已解，肺中热邪退大半，舌红，苔黄稍厚，胃中积食需化。小其制，处方：

柴胡 12 克	白芷 9 克	薄荷 9 克	连翘 20 克
桔梗 10 克	黄芩 12 克	石膏 40 克	白芍 12 克
甘草 9 克	大黄 9 克	鸡内金 12 克	

1剂。

嘱，张仲景曰："损谷则愈。"最好今晚少食，不吃肉食。

按语： 古曰："治外感如将，治内伤如相。"言外感单纯，病情发展快，为医当像将军一样果断敢为，切忌模棱两可，左顾右盼，因循误事；内伤病情错综复杂，牵涉面广，要像宰相那样顾全大局，不偏不倚，主次合宜，治理有方。

本案之用量及合方大方，就是"有是证用是方"，无瞻前顾后、自虑吉凶的表现。多年临证，诊断自信，方法自信，可为同道坦言。前几年侄孙如此，一剂获愈。

第十三节 身痛

网友汪医师之女，在宁夏工作，浑身肌肉痛，犹如剧烈活动完一样。没有发热、流鼻涕等伤风症状，无汗。她远程诊疗，服用九味羌活颗粒、小柴胡颗粒无效，于 2017 年 2 月 22 日微信求援。追问有衣着单薄受凉的可能，我视其舌红，考虑外寒内热，建议防风通圣丸加倍服用，一次两袋。

第二天微信告我："（此处省去四字虚誉）厉害呀！您的防风通圣丸，仅仅昨晚和今早各服一袋半，今天下午全身肌肉酸痛全无。叩谢（此处省去两字虚誉）！是否巩固再服两天？"我回答，顶多再服 1 天。结果未服而愈。

2017 年 3 月 20 日收到从宁夏寄来红黑各两盒枸杞。汪医师比我厉害，他没问就知道我老年肾虚，对证下药。呵呵。

按语：此外寒内热，因寒故痛也。防风通圣丸，散表寒，清内热，夫复何求？

第十四节 水肿

庞某，男，80 岁，2018 年 12 月 2 日于西安市益群堂国医馆首诊。

主诉：全身水肿（尤其是双下肢）2 年，加重 2 个月。

多种方法治疗效果不满意。罹患冠心病、糖尿病、高血压、肾衰、房颤多种疾病。

刻诊：双下肢、足浮肿，压之凹陷，乏力，嗜睡，纳可，二便调，自汗、盗汗，舌红苔薄黄，脉滑。

辨病：水气病。

辨证：阴虚水停，阳不化气。

治法：滋阴利水，化气行水。

选方：猪苓汤合真武汤加味。

处方：

猪苓 15 克	茯苓 30 克	泽泻 15 克	阿胶 6 克
滑石 12 克	白术 15 克	白芍 20 克	生姜 30 克
黑顺片 6 克	知母 12 克	黄芪 50 克	黄连 6 克
生石膏 60 克	栀子 12 克	百合 30 克	车前子 30 克
山药 20 克			

8 剂，水煎服，日 1 剂。

该患者年岁已高，身患多种疾病，而致全身水肿，尤以下肢较重，伴有乏力、嗜睡、自汗，为少阴病阳气衰微不能蒸腾水液所致的真武汤证。

患者同时又有水肿、盗汗，舌红，脉滑，为少阴热化、阴虚水停的猪苓汤证。黄芪助附子温阳益气利水，石膏、知母、山药取白虎汤养阴清阳明燥热，百合助阿胶滋阴润燥养液，栀子、黄连清热除烦，车前子利水消肿。

2020 年 6 月 7 日第二诊：患者下肢水肿有所减轻，近日食欲增加，血糖较前升高，大便可，眠可，舌红少苔，脉沉。守原方。

2020 年 7 月 5 日第三诊：下肢肿况大减，脚面、脚踝仍肿，咳嗽遇寒明显，无痰，手脚麻木不灵活，拘挛，舌红中有裂纹，脉沉。原方加木瓜12 克化湿通络，杏仁 15 克止咳平喘。

2020 年 8 月 2 日第四诊：咳消，精神好转，手抖，空腹血糖 10.6mmol/L，舌红，中有裂纹，脉沉。原方加天麻 15 克祛风通络止麻木，苍术 12 克健脾燥湿。

2020 年 9 月 6 日第五诊：颧赤，牙龈肿，目赤，舌红中有裂纹，苔水滑，脉沉。血糖降至 7.9mmol/L，近日腿肿有所反复，发绀，有瘀点，考虑热入血分，故加犀角地黄汤（水牛角 30 克，生地黄 30 克，牡丹皮 12 克，赤芍 12 克）、紫草 15 克、大青叶 15 克，清热凉血解毒。

按语：其实，文字的力量是有限的。看上去平平淡淡的文字，实在不足以（也不好意思）表达患者家属复诊时激动感谢的实际。而我更在意的是猪苓汤证合真武汤证这种匪夷所思的情况实实在在地出现在一个老人身上，而且取得了预期结果。值得我们回味。

第十五节　溢饮

李某，女，49岁，2020年6月8日于西安易圣堂国医馆初诊。

四肢及颜面反复肿胀十几年。多种方法乏效，迁延不愈。遇天寒症减，天气热则增。"春夏剧，秋冬瘥"，长则几年，短则每年都发。汗偏少，轻易不出。偶有耳鸣，两目黯黑，咽痒咳嗽，喝水不少。干呕短气，右胁下不适。舌暗红，苔厚，脉沉。

病属溢饮，处方小青龙加石膏汤：

麻黄 12 克	桂枝 12 克	干姜 10 克	白芍 30 克
细辛 5 克	姜半夏 12 克	五味子 12 克	甘草 6 克
石膏 50 克			

24 剂，水煎服，每日 1 剂。

2020年7月8日复诊，四肢及颜面肿胀明显消退，面色好转，两目黯黑减轻，出汗正常，气短仍在，服上药十天体内觉热，口苦，目珠痛，腰酸困。舌红，苔稍黄厚，脉滑。

寒饮渐退，肝经湿热。上方减散寒化饮之力，增清热化饮之力，再加龙胆泻肝汤清利肝经湿热，寒热并行不悖。

处方：

麻黄 6 克	桂枝 9 克	干姜 5 克	白芍 30 克
细辛 3 克	姜半夏 12 克	五味子 12 克	甘草 6 克
石膏 60 克	龙胆草 6 克	栀子 12 克	黄芩 10 克
柴胡 12 克	生地黄 30 克	车前草 9 克	泽泻 10 克
夏枯草 20 克	杜仲 12 克		

14 剂，水煎服，每日 1 剂。

按语： 有些经典语句即使烂熟于心，真正用得恰如其分、直中肯綮的并不多见。有些条文，几十年就用了一次，但这就够了。此次复诊的病例就是这个情况。

《金匮要略·痰饮咳嗽病脉证并治第十二》："病溢饮者，当发其汗，大青龙汤主之，小青龙汤亦主之。"当天一诊断这位患者，我就眼前一亮，激动地给跟诊弟子们讲，这就是方证论治。

该患者外寒里热，无身痛而有干呕短气，其证介乎大小青龙汤之间，确是小青龙汤加石膏汤证。经方就是这么精准，临证也有变通。果然，经不负我，证不枉辨。

第十六节　柔痉

深圳胡小妹，眨眼、挤鼻子、口角抽动，头、手颤动 4 年余。

曾按抽动症多方治疗无效。5 个月前在西安万全堂就诊，我按柔痉论治，用瓜蒌桂枝汤加味处方，服用 70 余剂，症状好转。2018 年 1 月 13 日于深圳市宝安区中医院面诊，口臭，项强痛连背，汗少，额上黑，面黄，形体消瘦，口唇红而干。舌淡红，苔薄，脉沉细。

病属柔痉，证系筋失所养，外寒内热，风火相煽，心神不宁。仍以瓜蒌桂枝汤养筋息风，调和营卫为基础，再合百合地黄汤加味：

天花粉 30 克	桂枝 10 克	白芍 20 克	赤芍 20 克
炙甘草 10 克	甘草 10 克	葛根 40 克	龙骨 30 克
煅牡蛎 30 克	天麻 10 克	菊花 10 克	栀子 10 克
蒺藜 30 克	生石膏 30 克	生地黄 30 克	百合 30 克
当归 10 克			

14 剂，每日 1 剂，水煎服。

2018 年 3 月 19 日深圳市宝安区中医院复诊，上方服用 28 剂，合前已逾百剂，病去十之八九。但形瘦面黄，舌淡脉弱。营卫仍欠调和，又有脾土薄弱，血虚生风之象，继养筋风，调和营卫，又当培土息风，养血息风。

处方：

桂枝 10 克	白芍 20 克	炙甘草 10 克	葛根 30 克
天花粉 30 克	党参 10 克	白术 10 克	茯苓 10 克
当归 10 克	川芎 10 克	生地黄 20 克	防风 10 克
山药 10 克	菊花 30 克		

14 剂，每日 1 剂，水煎服。

2019 年春季家长带孩子再到深圳市宝安区中医院来诊，症状几乎消失殆尽，气血充盈，成绩由发病前的第五名跃升为第一名。

按语： 中医辨病论治，被遗忘轻视久矣。柔痉一病，出自《金匮要略·痉湿暍病脉证治第二》："太阳病，发热无汗，反恶寒者，名曰刚痉。太阳病，发热汗出，而不恶寒，名曰柔痉。""太阳病，其证备，身体强，几几然，脉反沉迟，此为痉，瓜蒌桂枝汤主之。"

本案实遵古训而初阵告捷，其后再合治疗百合病的主方百合地黄汤，也是病证特点所要求。我读经典悟出清热也是息风的高招，这从风引汤中的石膏、小续命汤中的黄芩就可看出端倪。要不然，风火相煽何时了？这也为本案用栀子、生石膏之注脚。最后一诊，病未变，主方不变。但病程已非早期，略变思路，培土善后，养血肃敌，不亦乐乎。

第十七节　中风·柔痉

张某，9 岁。陕西华阴人，2020 年 1 月 2 日在西安秦华中医院初诊，以"鼻塞不通 3 年，反复口角抽动，晨起上肢上举无力，腿困，健忘，意识时清时昏一个半月"来诊。

口周皮疹红痒，高低肩，其母强调"骨盆不正"，头晕，口干口渴，多饮多尿，大便平素偏干，动则汗出，遇寒喷嚏，舌红，苔稍厚，脉滑数。两三岁时就有严重荨麻疹。

辨病：中风，柔痉。

辨证：肝肾亏虚，外风入中，脾经湿热，少阳风火，胃火血热。

以独活寄生汤、小续命汤、泻黄散、小柴胡汤、白虎汤、三物黄芩汤合方。

30剂，日1剂，水煎服。

2020年9月10日复诊：服药两天见效。喝水恢复正常，抽动多动减少。前后50剂，逐渐好转。意识时清时昏的情况未再出现。

刻诊：上肢举动如常，仍健忘，口角等处未见抽动，关节处风团时现，汗少，舌红苔白，脉滑。

风邪未尽，故施桂枝加龙骨牡蛎汤。

处方（配方颗粒）：

桂枝 12 克	白芍 12 克	生姜 12 克	大枣 50 克
炙甘草 10 克	龙骨 15 克	煅牡蛎 15 克	防风 10 克

14剂，每日1剂，分两次冲服。

2020年10月11日第三诊：抽动多动减少，关节风团消失，口周红肿，皮疹成片，唇干，舌红，苔薄稍黄，脉滑。脾经湿热又显，凉血息风、清理湿热是务，泻黄散、三物黄芩汤与服。

处方：

生地黄 30 克	黄芩 12 克	苦参 12 克	生石膏 30 克
栀子 10 克	藿香 10 克	防风 12 克	甘草 10 克
蒺藜 15 克			

20剂，每日1剂，分2次冲服。

其后，分别于2020年11月3日和2021年1月9日续用原方各20剂。2021年7月12日该小朋友陪其姐来渭南市中心医院名医馆看病时已经恢复正常，令人好不痛快。

按语：张仲景将痉病作为内科杂病的第一个病，故其应该是个常见病，可惜未入内科教材，以致与我辈中医渐行渐远。仁者见仁，智者见智，只有充分理解仲景无字处之意，才能看到痉病并不少见，儿童多动症就是其中之一。风邪入里，多滞九窍，内火潜伏，风火相煽，小病可成大病，复方合方，泻火息风在所必然，且勿谓"广络原野"，纸上谈兵。

第十八节　中风眩晕·少阴病

蔡某，女，65岁，西安市人。2021年9月2日于西安西华中医诊所初诊。

主诉：头晕三五年，时轻时重。

患者莫名其妙感到恐惧，晕时自恐摔倒，前后不定，怕风怕冷，手指膝踝关节痛，温差大时明显，身䐃动，面胀，睑胀，腿肿，入睡难，喜热饮，大便干。舌淡红，苔薄，脉沉。

病属：中风眩晕、少阴病。

方用近效术附汤、附子汤。

处方：

白术 30 克　　　　附片 15 克　　　　茯苓 30 克　　　　白芍 20 克
人参 10 克

30 剂，水煎服，每日 1 剂。

2021年12月2日复诊：自述服药 20 剂效果明显，30 剂后，未再服药。头晕好转七成，已无自控摔倒感，睑胀面胀腿肿消失，手指关节已不痛，怕风、怕冷、汗出大减。仍有面肌痉挛，入睡难，大便干。入冬以来，右肘拘挛，轻度腰痛伴右下肢拘挛，乃至夜间"抽醒"。

又述皮肤瘙痒，近期头发际痒。舌红少苔，脉滑。

病属：痉病、太阳病。

方用：瓜蒌桂枝汤、桂枝麻黄各半汤加味。

处方：

天花粉 30 克	桂枝 10 克	白芍 30 克	生姜 12 克
大枣 30 克	炙甘草 12 克	麻黄 10 克	杏仁 10 克
葛根 30 克	木瓜 20 克		

12 剂，水煎服，每日 1 剂。

按语： 痉病是《金匮要略》的第一个病，文中有"卒口禁，背反张"用大承气汤这段重病内容，我们在临床已经渐行渐远，淡忘许久了。岂不知，病有早中晚，有轻中重。足挛急，小儿多动，太常见了，都是痉病。张仲景之所以如此表述，就有"治小防大、治轻防重"的"治未病"之意。盲目补钙，是"端着金碗讨饭吃"的结果。

皮肤瘙痒，我没被过敏限定眼目，不按常理出牌，经常用张仲景"以其不得小汗出，身必痒，宜桂枝麻黄各半汤"取效。但愿这次也能一如既往，医患双赢。

就像眩晕一样，许多症状在成为主诉的时候就是独立的病。在这一点上，中西医是相通的，毋庸赘言。要说的是，西医诊断，尤其是住院诊断，往往可以并列十几种病。而有些中医病案，包括住院诊断，不仅忽视辨病，即使有病名，也极少超过 3 个。究其原因，这是太强调辨证论治了。少了辨病，就遗忘了专病专方，以加减敷衍了事。

张仲景《伤寒论》"六经"是辨病的，太阳病、阳明病、少阳病、太阴病、少阴病、厥阴病，也是最早提出合病、并病概念且成功应用的。《金匮要略》是辨病的，而且是几种疾病每每相提并论，如"痉湿暍""百合狐惑阴阳毒""胸痹心痛短气病"等，我辈岂能数典忘祖？

我学经典出身，近年有搭上"经方热"的便车，辨病用方成为习惯。近半年来，合病合方是我的热点、焦点。几个相对独立的病同时和先后出现在同一人身上是前提，合方就成为必然的选择。这和辨证的结果几个方用在一起不是一个概念，是辨病论治的忠实反映。还是实例来得有力道。

术附汤是《金匮要略·中风历节病脉证并治第五》所附的"近效方"，由白术、附子、炙甘草三味组成，能"暖肌补中，益精气"，主治"风虚头重眩，苦极，不知食味。"我在十七八岁时就听觉学都老师说过，白水县吴茂荣老师发表过用近效术附汤治疗眩晕的文章，记忆犹新。

附子汤出自《伤寒论》第304、305条。我对305条"少阴病，身体痛，手足寒，骨节痛，脉沉者，附子汤主之"尤为好奇。因为就是用条文中没提到治疗"疼痛的"真武汤，去生姜，加人参，就成了止痛之方，疼痛占了条文症状的一半，绝非偶然。这也是我重视人参止痛的重要依据。

还有，"人百病，首中风"绝非虚语。中风，未必只能引起半身不遂，眩晕也很常见。

第十九节　奔豚病·百合病

韩某，女，69岁，2022年5月8日初诊于西安脑病医院西大街延伸点。

主诉：气上冲胸，胸膈干辣酸疼痛等不适两月余。

从少腹上冲胸下，上午少，下午密集，伴痛，吸气有辣味，嗳气臭味，口苦，咽中痰多不利，食欲不振，气短。按肺纤维化治疗半年无效。大便可，不能食凉，舌淡红，苔薄，脉滑。自觉受惊之。

辨病：奔豚病、百合病。

辨证：受惊伤心，逆气上冲，痰热扰膈。

选方：奔豚汤、桂枝加桂汤、百合地黄汤、温胆汤、栀子干姜汤。

处方：

柴胡 12 克	党参 15 克	清半夏 15 克	黄芩 12 克
甘草 10 克	大枣 10 枚	茯苓 15 克	百合 30 克
生地黄 30 克	川芎 12 克	当归 15 克	竹茹 15 克
桂枝 20 克	白芍 15 克	人参 10 克	炒栀子 10 克
陈皮 30 克	枳实 30 克	麦冬 30 克	五味子 10 克
紫苏子 30 克	炒桃仁 15 克		

28剂，每日1剂，水煎分两次服。

2022年6月7日复诊：特发性肺间质纤维化2年病史，服28剂药后有效，未再逆气上冲。大便增多，喉中渐舒，呃逆，痰多，口臭，痰黄。舌红，苔厚，脉滑数。

按肺痿、肺痈论治。痰热犯肺，拟《千金》苇茎汤、射干麻黄汤、三子养亲汤加味。

处方：

芦根50克	桃仁20克	冬瓜子30克	薏苡仁50克
桔梗12克	射干12克	栀子12克	瓜蒌30克
黄连12克	姜半夏15克	麻黄10克	细辛3克
五味子10克	干姜5克	紫菀15克	款冬花15克
大枣5枚	紫苏子30克	莱菔子30克	白芥子30克
陈皮30克	竹茹20克	厚朴30克	

28剂。

2022年7月8日三诊：强调首诊效显，自觉未再疼痛及气上冲月余。吸气有辣味，嗳气臭味消失。嗅觉太灵敏，干咳痰多，鼻干甚，口角发白，晨起有痂20余天，眠差，视物酸辣，舌淡红，苔薄，脉滑，大小便正常。首方改桂枝12克。28剂。

按语：合病在临床上，尤其在慢性病、疑难病门诊，多见而难识。奔豚病诊断容易，用方取效难。因为奔豚汤的李根白皮药房不备。我提出柴胡可代之，是因为奔豚证条文中有往来寒热，腹痛。按照"但见一症便是"的原则就理直气壮，何况小柴胡汤或然证还有腹痛。有此认识，有此方药，就有了自信与疗效。

百合病"饮食或有美时，或有不用闻食臭时"，就是血液供应紊乱，味觉中枢、嗅觉中枢供血过剩的过敏表现。这才是"百脉一宗，悉致其病也"之一。举一反三，本案"胸膈干辣酸疼痛等"就是这种感觉异常的扩大版。

尤其是奔豚病证得效，肺痿肺痈病证显现，与《金匮要略》将"肺痿肺痈咳嗽上气病"和"奔豚气病"在第七章、第八章先后排列，其中相互影响的规律和内在联系显而易见。尚不知写过雄文《试论〈伤寒论〉条文组织排列的意义》的刘渡舟教授，地下有知，以为然否？

第二十节　失眠

病案 1

刘医师，失眠 5 天，心烦意乱，头晕眼花，杂念多，健忘，夜尿频，大便日行 1 次，小便偏黄，心情焦躁，爱生闷气，心情压抑，舌红，苔薄黄。2018 年 9 月 9 日微信求诊。辨证为肝胆气郁，痰火扰心。

柴胡龙牡汤加味：

黄芩 12 克	柴胡 12 克	姜半夏 15 克	党参 12 克
黄连 12 克	郁金 12 克	栀子 12 克	茯苓 12 克
龙胆草 10 克	丹参 20 克	薄荷 12 克	甘草 12 克
生龙骨 15 克	煅牡蛎 15 克	生地黄 30 克	

次日收到微信："老师你好，恩师，服了你的中药，立马神效，昨晚睡了三个小时。"今日云："我喝了恩师开的 3 包药，不寐好得非常快，真的是妙手回春……"

病案 2

王某，男，69 岁，2019 年 9 月 30 日于西安市天颐堂中医院初诊。

失眠 5 年，多方医治均难满意。每晚只能睡 2～3 小时，入睡后经常喊叫和抽搐。形实面赤，焦躁不安，口苦口干，饮水多，食欲可。大便干燥，小便不利，色黄。舌红，苔薄，脉弦。

辨证：少阳风火，心肾不交。

方药：柴胡加龙骨牡蛎汤、交泰丸、栀子豉汤、通关丸合方加减，30 剂。

处方：

柴胡 12 克	黄芩 12 克	姜半夏 12 克	党参 15 克

黄连 12 克	肉桂 10 克	知母 12 克	黄柏 12 克
白芍 15 克	生龙骨 15 克	煅牡蛎 15 克	生姜 6 克
大枣 30 克	甘草 10 克	焦栀子 12 克	淡豆豉 12 克

11 月 4 日复诊：一入诊室，喜形于色，还引来朋友同诊。自诉服药一段时间后就能每晚睡 5 ～ 6 小时，睡眠中未再喊叫和抽搐。面赤，纳可，口苦口干减退，大小便通畅，舌淡红，苔薄，脉弦。效不更方，30 剂。

按语：失眠是难治的顽固病。病情复杂，涉及面广。心肾不交容易理解，少阳风火扰心、心神不宁确实存在。热扰胸膈的"虚烦不得眠"不仅见于本案，也在临床中多见。小便不利则尿频，夜尿频也可导致失眠。或者说失眠与夜尿频往往互为因果。

本案通关丸之用，也是多年观察思考的结果。栀子、白芍通利二便，已经成为口头禅。火热下撤，二便通调，方能安然入眠。方虽繁而法不乱，药虽多而序井然。坦露心迹，自我欣赏，贻笑大方，在所难免。

第二十一节　嗜睡不食

孔某，男，21 岁，陕西吴堡人，2019 年 11 月 8 日于西安市易圣堂国医馆初诊。

主诉：嗜睡不食，精神抑郁 1 年余。

家庭琐事导致心情抑郁，整天闷闷不乐，头脑不清，嗜睡不起，不欲饮食。严重时沉睡不起，不吃食物二十多天，间断清醒后食欲仍然欠佳。此种情况，反复发作，多方医治无效。

经其亲戚田医师介绍，他也就是我在渭南中医学校的校友，专程来西安市找我。可惜车到国医馆门口后，叫了一个多小时也没能叫醒患者，我只得到车上看病。非常勉强撬开口，舌红，苔薄，脉滑数。

病属癫证，痰浊蒙蔽，热扰心神，枢机不利，肝胃不和。方以小柴胡汤、矾金丸、礞石滚痰丸、开心散加减。

处方：

柴胡 15 克	黄芩 12 克	姜半夏 15 克	党参 12 克
人参 12 克	生姜 18 克	大枣 6 个	炙甘草 12 克
枯矾 10 克	郁金 15 克	礞石 30 克	大黄 12 克
黄连 10 克	沉香 3 克	远志 10 克	石菖蒲 10 克

26 剂。

随即患者在西安市三个大医院先后住院，按器质性精神障碍、脑干脱髓鞘病治疗近两个月，仍不能解决食欲不振（代煎的 7 剂药因住院未能服用）。出院后才服用我开的中药。家长就给我夫人微信："孩子喝中药特别好，回来带的 19 剂，已经吃了 5 剂，孩子就能吃饭了，效果特别好。"

2020 年 2 月 12 日给我微信："王教授，孩子的药吃完了，效果特别好，现在疫情严重，等过段时间再找你给看看，孩子现在还吃西药呢。"我细问当时情况，回曰："唐都医院做的脱髓鞘、激素冲击治疗，做的动态脑电图，孩子头疼了一晚上（头上戴个罩）。

人民医院住院检查，结果有硬膜血肿。一个月后在交大一附院住院，硬膜血肿没有了（都是做磁共振、CT），交大一附院住院半个月出院，一个月后在交大一附院复查，给减了一片药。顺便去唐都医院复查，做磁共振，结果脱髓鞘没有改变。回家后孩子又起不了床，我们又给加了一片药，顺便把中药喝上，效果特别好，孩子现在头脑清醒。"

按语：这么严重的嗜睡和不食我先前从来没有见过。当时在车上叫不醒，我还狠狠地打了几拳，所以印象深刻。前三个方义耳熟能详，无需赘言。开心散，出自《备急千金要方·卷十四》，由人参、茯苓、远志、石菖蒲四味药组成。脑要醒，痰要化，热要清，气要平，开心，才是"压轴戏"。

第二十二节　盗汗

章某，男，61 岁，浙江台州人，2019 年 4 月 16 日初诊。

盗汗半年余。醒后方觉大量汗出，偶有耳鸣，二便调。舌暗红，苔根黄厚，脉沉。

辨病：盗汗。

辨证：湿热实热，阴虚气虚。

治法：清利湿热，养阴益气。

方药：当归六黄汤加味。

处方：

当归 12 克	黄芩 12 克	黄连 12 克	黄芪 12 克
黄柏 12 克	生地黄 50 克	熟地黄 30 克	薏苡仁 30 克
桑叶 30 克	竹叶 5 克		

6 剂，水煎服，日 1 剂。

2019 年 7 月 9 日，我又 3 月 1 次例行到台州黄岩中医院经方工作室巡诊带教。章先生表示感谢。言前诸医的药当时有效，过后依然。此方 6 剂，一劳永逸。

我想，盗汗谁都会治，此方之所以殊效，在于没有用常规的止汗方法。热迫汗出，很容易理解。但教材不这样说。盗汗阴虚，自汗阳虚，条理何等清晰，就是没有效果。

古人制方，流传到今，其中奥妙，颇堪思量。知道当归六黄汤的人不少，深刻体会其中复杂病机的不多。方中当归、熟地黄养阴，黄连、黄芩、黄柏泻火燥湿，生地黄凉血养阴，用量独大，黄芪益肺气酌情固表，量不宜大。

张仲景用黄芪量就不大，亦步亦趋而已。加薏苡仁增强利湿之功，伍竹叶导热，尤其是使心火从小便而出。桑叶单味研末，治盗汗为久经考验之秘方，散血热补肝肾之虚。

从脏腑来说，已涉及四脏。从治法上为泻补并用，润燥兼施。非故弄玄虚，实疑难病症的病机使然。我们只能以复杂对复杂，切莫以简单对复杂。

第二十三节　风秘

2018年7月19日来自中西合璧论坛胡洪亮教授群的新网友，襄阳薛先生遥求诊治："大便不通困扰我10多年了，早上起来口渴，有时口唇起皮，吹空调、吃辣椒都会加重。2005年得过痔疮，后面开始有大便不通，再后加重。

2015年因直肠炎在老家住院，出院3周得肛周脓肿，又在老家中医院做手术。再后大便不通，老家住院3次，洗肠、灌肠、口服，病情经住院好转，但是人瘦了一圈。

出院后吹空调、吃辣椒都会复发，尤其是吹空调。因公司开空调，最近在家里，偶有胃胀。求方！"

视其舌红，苔黄厚腻（图9），辨为风秘，以祛风清肠、凉血通便为法。予自拟祛风清肠汤。

处方：

荆芥 15 克	防风 12 克	石膏 50 克	栀子 12 克
白芍 30 克	赤芍 30 克	红花 12 克	枳壳 20 克
地榆 30 克	槐花 15 克	瓜蒌 30 克	生地黄 30 克
当归 20 克	甘草 12 克		

7剂，日1剂，水煎服。

2018年7月23日微信："吃了开的药后大便通畅了，就是排便次数多了一些。21日晚吃第一袋，昨天（22日）早上大便就通畅，也成形，用时11分钟。昨天下午5点第二次大便，有成形，有稀的。晚上10点拉了一次稀的。今天早上拉了一次稀的。都是大便通畅，肚子里感觉有水的样子。以前是40分钟拉不干净，有时要借助开塞露。请问这是好转反应吧？还是？"我回复：排毒。微信："我之前听过暝眩反应，似乎有一点点相似。"

2018年7月26日微信："7剂药已经是第五天，排便基本上都是7到13分钟，排便通畅了。就是今早晨有一点稍长。1天要拉3次，大便稀，肚子时而有水声响。力气已经恢复。因为煎药，我明天去，后天才能拿到。接下来还是继续吃药吗？"回复：原方7剂。

2018年8月2日微信："14剂药已经吃了12天。第6天大便2次，消渴减，尿黄，肚子里的声音小了，小便量减少。第7天大便3次，消渴减，尿黄，尿量少，肚子里声音小。第8天早上大便前1/3成形，不想喝水，3次大便，尿量少。第9天前1/3成形，2次大便。第10天大便前1/2成形，13分钟排完（因早上有定时排便习惯，前7～8分钟没拉出，排除时算用了5～6分钟），一次大便。第11天早上大便前1/3成形，尿液量略增，颜色不像前面那样黄了，人不感觉像往常那样渴饮水浆了，每次喝的量大大减少。第12天，今天早上大便前1/3成形，14分钟。"回复：原方继续7剂。

按语： 风秘是中医病证名。由风搏肺脏，传于大肠，津液干燥所致。其症大便燥结，排便艰难，多见于老年体弱及素患风病者。

《伤寒论》第217条："汗出谵语者，以有燥屎在胃中，此为风也，须下之，过经乃可下之。"《圣济总录·大小便门》："风气壅滞，肠胃干涩，是谓风秘。"《奇效良方·秘结门》："风秘为病，风痰秘于大肠，结而不通也。"又："皂角丸治老人、虚人风秘。乃大肠经有风，大便秘结宜服之。"《张氏医通·大小府门》："风秘者，风入大肠，传化失职。羌、防、苏子、枳壳、麻仁、杏仁、皂角灰，煎服润肠丸。"

本案与前人同中有异。用自拟祛风清肠汤取效。方中荆芥、防风祛大肠之风邪为君药。石膏、栀子、白芍泻火通便为臣药。赤芍、红花活血，取血活风自灭之意。枳壳利大肠之气，地榆、槐花、瓜蒌、生地黄、当归凉血润肠，共为佐药。甘草补中益气，助大肠推动之力为使药。

值得一提的是，《伤寒论》第215条有"胃中必有燥屎五六枚"一语，说明阳明经热盛是便秘的重要原因。石膏大泻阳明之火，若欲通便，舍此何求？《伤寒论》第81条："凡用栀子汤，病人旧微溏者，不可与服之。"反其意，栀子通便，理所当然。《伤寒论》第280条："太阴为病，脉弱，其人续自便利，设当行大黄、芍药者，宜减之，以其人胃气弱，易动故也。"当把大黄和芍药并列之时，芍药的通便作用，岂不昭然若揭？此通便三药，得之经典，临床受益多矣。

第二十四节　顽固性便秘

蓝某，女，48岁，深圳市人。2018年1月13日初诊。

自诉近几年偶尔艾灸理疗，2017年3月开始服用"养生药酒"调理睡眠，服用后睡眠好转，但大便呈颗粒状，非常难解。每每用开塞露和三黄片等多种泻药，只管当时，过后尤甚。迭经医治，停药则复。加重已3个月。

刻诊：口渴、多饮水，喜热饮，晨起清鼻涕，两侧太阳穴痛，偶有口苦，腰酸，无腿软，小便正常，入睡困难，夜尿2～3次/晚。舌质淡红，苔薄，脉沉细。

辨病：便秘。

辨证：三阳合病，气机升降失常。

治法：疏利三焦，调畅气机。

以"小柴胡汤"加味，方药：

桑叶10克	牡丹皮10克	柴胡10克	黄芩10克
姜半夏10克	党参10克	大枣30克	生石膏40克
白芍40克	甘草10克	栀子10克	生地黄30克

共7剂，日1剂，水煎服。

2018年3月16日第二诊：药后觉舒，精神好转，面色黄，便秘好转，眠差梦多。面色黄，声低，舌质淡红，苔薄，脉沉细。气血亏虚，肾精不足之象已显。处方益气养血补肾之品。

方药：

桑叶 10 克	牡丹皮 10 克	柴胡 10 克	黄芩 10 克
姜半夏 10 克	党参 10 克	大枣 30 克	生石膏 40 克
白芍 40 克	甘草 10 克	栀子 10 克	生地黄 30 克
当归 15 克	黄芪 30 克	醋龟甲 30 克	盐杜仲 20 克
牛膝 30 克			

共 7 剂，日 1 剂，水煎服。

2018 年 3 月 22 日第三诊：便秘明显好转，偶有干结，梦多易醒。饮食辛辣刺激则面部红肿。面色黄，声低，舌质淡红，边有齿痕，苔薄，脉沉细。病重仍嫌药轻，考虑尚欠全面。原方基础上加石膏、白术量，新增防风祛风，火麻仁润肠。

方药：

桑叶 10 克	牡丹皮 10 克	柴胡 10 克	黄芩 10 克
姜半夏 10 克	党参 10 克	大枣 30 克	生石膏 50 克
白芍 40 克	甘草 10 克	栀子 10 克	生地黄 30 克
当归 15 克	黄芪 30 克	醋龟甲 30 克	盐杜仲 20 克
牛膝 30 克	白术 60 克	防风 10 克	火麻仁 15 克

共 7 剂，日 1 剂，水煎服。

2018 年 11 月 24 日第四诊：患者欣然告曰：上药服后，大便顺畅，诸症悉除，不觉已逾半年。近日不能食热，热食则便秘。心烦，背热，燥热汗出，失眠，后项不适，口气重，口苦口干。面色黄，虚浮，声低。舌质淡红，苔薄，脉沉细。

炉烟虽熄，灰中有火。一有风吹草动，则极易燎原。守原方，栀子 10 克改为 15 克。

方药：

桑叶 10 克	牡丹皮 10 克	柴胡 10 克	黄芩 10 克
姜半夏 10 克	党参 10 克	大枣 30 克	生石膏 50 克
白芍 40 克	甘草 10 克	栀子 15 克	生地黄 30 克
当归 15 克	黄芪 30 克	醋龟甲 30 克	盐杜仲 20 克

牛膝 30 克　　　白术 60 克　　　防风 10 克　　　火麻仁 15 克

7 剂，日 1 剂，水煎服。

按语：便秘是个顽固病。成因复杂，不可通下了之。首诊三阳证见，治从少阳，遵古训也。小柴胡汤通大便，张仲景有明言。《伤寒论》第 230 条："阳明病，胁下硬满，不大便而呕，舌上白苔者，可与小柴胡汤。上焦得通，津液得下，胃气因和，身濈然汗出而解。"

桑叶、牡丹皮之泄少阳血分之热，是我学叶天士的最大收获，弥补了小柴胡汤以泄少阳气分热为主的局限。

第二诊，显示了便秘的复杂性和难治性，虚象毕露，故原方基础上加当归，黄芪，醋龟甲，盐杜仲，牛膝，益气养血，补肾润肠。

第三诊，在不得已的情况下，放开思路，"风秘"一词言犹在耳，故加防风。"临证宁拙勿巧"，火麻仁之用是也。

犹有可道者，石膏、栀子、白芍三药通便，直接从《伤寒论》的反面得来。麻子仁丸之所以不够畅销，在于既然明言胃强脾弱，缺少了石膏这个泻胃药。"以有燥屎在胃中，此为风也"，《伤寒论》第 217 条历历在目。第 81 条"凡用栀子汤，病人旧微溏者，不可与服之"。这不反证栀子的通便作用吗。第 280 条："太阴为病，脉弱，其人续自便利，设当行大黄、芍药者，宜减之，以其人胃气弱，易动故也。"

大黄、芍药相提并论，芍药的通便作用好生了得。我逐渐得悟，获益多矣。故不避药之繁杂乃至俗套，叠加应用，终得超常回报。

第二十五节　小儿便秘

钟某，男，6 岁。

春节多食，食欲不振，大便干结难解，三五天一次。每逢大便，哭闹不安，即使用开塞露，仍哭闹不停。虽多次在消化科开药，无济于事。其母在深圳市宝安区中医院王三虎经方抗癌工作室就诊。问我可有办法。我一反常态，笑谓：我就是儿科起家的。

2019 年 3 月 24 日初诊：面黄肌瘦，食欲不振，背部觉热，两个多月大便难解是主要矛盾。舌淡红，苔薄白，脉弱。乃过食伤脾，中焦积热。健脾清热为法。六君子汤加栀子、石膏。

处方（颗粒剂）：

党参 10 克	炒白术 10 克	茯苓 10 克	甘草 3 克
姜半夏 9 克	陈皮 6 克	栀子 10 克	石膏 30 克

14 剂，冲服，日 1 剂。

2019 年 4 月 24 日其母来诊，感谢再三。激情代诉，服药 3 天，大便不难，1 周后大便如常。孩子自己肯定这次中药的确不一样，好吃，好痛快，解决问题。10 天后食欲正常。至今可以告愈。

按语： 1983 年我在渭南地区中医学校附属医院第二门诊部，独自开设中医儿科。虽时过境迁，但基本功还在。既看到脾虚，又看到热结，则是多年阅历使然。六君子汤使脾气健、胃气和，则腑气下行。

加栀子，乃是从《伤寒论》第 81 条"凡用栀子汤，病人旧微溏者，不可与服之"的反面用其清热通便作用。石膏清阳明之热的通便作用乃本人久经实验的结果。小病还得大道理。

第二十六节　下肢静脉曲张

何某，男，71 岁，陕西省西安市人，2021 年 4 月 2 日初诊于西安天颐堂中医院。

左下肢肿胀疼痛紫暗多年，变黑溃烂，日久不愈，伴右下腹痛几年。曾在某大医院诊断为下肢静脉曲张，要求截肢。

刻诊：左下肢紫黑肿胀严重，疼痛沉重，溃疡面年经久不愈，唇暗，大便一二天一次。舌暗紫，舌下脉迂曲，脉弦滑。

辨病：臁疮。

辨证：寒凝血瘀水停。

治法：温经通络，活血化瘀，解毒消疮。

方选：抵当汤、当归四逆汤、四妙勇安汤加味。

处方：

虻虫 6 克	水蛭 15 克	桃仁 12 克	大黄 10 克
当归 30 克	桂枝 15 克	赤芍 60 克	细辛 5 克
甘草 6 克	川木通 6 克	大枣 30 克	玄参 30 克
金银花 30 克	黄芪 50 克	泽兰 30 克	益母草 30 克

10 剂，每日 1 剂，水煎服。

2021 年 4 月 13 日复诊：腿肿消，自觉"年轻了十岁，腿脚轻松"，舌脉同前。原方 18 剂继服。

2021 年 5 月 5 日三诊：自述汗孔不开，舌淡红，苔稍黄，脉滑。乃在前方基础上加炙麻黄 12 克，改大枣为 50 克，细辛为 10 克，加强辛通消肿之力。

2021 年 5 月 15 日，其女微信发来吃药前后对比图，下肢外观几乎正常，这让我喜出望外，于是坐享其成，乃有此文。

按语：我其实胆很小。水蛭用 15 克，是因为有（张仲景在《伤寒论》）抵当汤中水蛭 30 条壮胆。细辛用 10 克，因为当归四逆汤中张仲景用细辛三两，这个量是最小的换算方法。我其实很懒。多少病例都应该有音像对比啊。这也太相信自己的文字能力了吧。不想到患者女儿是个有心人，主动爆料，注明日期，前后对比，一目了然，也就不用那么多文字了。想来她要当医生，肯定比我出名。

第十一章

五官疾病

第一节　疼痛性眼肌麻痹

许某，男，21 岁，2021 年 10 月 21 日深圳市宝安区中医院流派工作室初诊。

左眼不能转动伴复视两年半，激素有效，减量到 30mg 时复发，左右交替，眼眶疼痛明显，连头痛。怕热多汗。下肢无力，手足麻木。

1 年前喷嚏导致胸骨骨折。其间面瘫，左耳流脓。服激素开始失眠，用安眠药。满月脸，水牛肩。舌淡胖，苔薄脉弱。

按疼痛性眼肌麻痹、海绵窦炎、高脂血症、抑郁症、焦虑症、睡眠障碍治疗。

辨病：中风、百合病、失眠。

辨证：风中经络、血脉，痰热上扰，心肾不交。

治法：祛风邪，凉血脉，通心肾，养阴液。

方选：小续命汤、百合地黄汤、六味地黄汤、交泰丸。

处方：

附片 5 克	桂枝 10 克	人参片 10 克	黄芩片 10 克
百合 30 克	大枣 30 克	山药 15 克	泽泻 10 克
决明子 15 克	川芎 10 克	苦杏仁 10 克	甘草片 10 克
北柴胡 10 克	枸杞子 15 克	牡丹皮 10 克	醋龟甲 30 克
黄连片 15 克	麻黄 5 克	防风 10 克	生石膏 30 克
炒紫苏子 15 克	菊花 50 克	茯苓 10 克	谷精草 15 克
肉桂 5 克	白芍 10 克	防己 15 克	生地黄 30 克
麸炒枳实 15 克	山萸肉 15 克	天麻 30 克	密蒙花 10 克

共 7 剂，每日 1 剂，水煎服。

2021 年 10 月 27 日收到患者微信："吃了您的药，感觉睡眠比较安稳了，头也没那么痛了，食欲好一些了，大小便正常，睡觉比较安稳，但有时还是存在日夜颠倒情况。头痛、眼痛同前，比较稳定。上次开的 7 剂药，还剩 1 剂，是否继续服用药物？"

上方加制乳香 3 克，没药 3 克。30 剂，冲服。

其后，2021 年 11 月 21 日第二诊，患者微信："服用药物近一个月，感觉效果良好。其间发生一次眼部和头部疼痛，停药两到三天。最近感觉体虚多汗，精神方面郁郁不欢，二便正常，睡眠一般，但有改善。"

2022 年 1 月 7 日患者微信："我最近吃了您的药还行，二便正常，偶尔头痛眼痛，睡眠很不好。想继续吃一段时间。"

2022 年 2 月 18 日第三诊，患者微信："睡眠有所改善，手脚多汗，眼痛，头痛，偶尔有症状，总体吃了您的中药感觉身体越发好转。"守方 30 剂。

2022 年 11 月 25 日患者微信："我有个朋友，他父亲刚发现患肺癌晚期，能否叫她加您微信，把具体情况和您沟通下，然后您开点中药给他，我吃了您的药十分有效，想把您推荐给她。"

我回信：你怎么样了？

他回复："我去年还有今年上半年吃了您的药，好了很多，后来一次感冒导致犯病，去北京宣武医院住了一个月医院。回来后继续把您开的中药服完了，目前一切都挺好的，病情控制住了，失眠和头痛基本也缓解了，和您的药物有很紧密的联系，现在正式上班了，药物基本都停了，回归正常生活了。真的十分感谢王教授，人生中的一盏明灯，在最疼痛和绝望的时候拉了我一把。感恩。"

按语： 本病是个少见的疑难病，从风论治，脏腑辨证，方药相应，获效良好，值得总结回味。

第二节　慢性中耳炎

李某，男，44 岁，广州市人，2019 年 3 月 28 日初诊。

主诉：反复双耳渗水液，伴左耳流脓 30 年，加重 3 年。

患者 30 年前出现双耳渗水液，伴左耳流脓，耳朵憋闷感，于外院诊断为"中耳炎"，曾于广州某医院治疗后症状缓解。近 3 年出现反复，症状加重，予西药耳浴以及内服多种抗生素治疗均无效。服用中药后耳朵堵塞感更甚。

患者不堪其扰，恰逢其陪父来我经方抗癌工作室就诊，无意中透露其困扰，我表示疑难病症有经方啊。其乃当即挂号就诊。

其症见：双耳仍有渗水液，左耳有脓，伴左侧头痛及右背疼痛。舌暗红，脉沉。

诊断：中耳炎（肝胆湿热）。

治以清利肝胆，散饮化痰，排脓开窍。

以小柴胡汤合小青龙汤加减。

处方（颗粒剂）：

北柴胡 12 克	黄芩 10 克	姜半夏 18 克	党参 10 克
生姜 9 克	大枣 20 克	甘草 6 克	车前子 30 克
苍术 20 克	石菖蒲 12 克	远志 12 克	防风 10 克
蔓荆子 10 克	川芎 6 克	赤小豆 20 克	土茯苓 30 克
麻黄 5 克	桂枝 6 克	茯苓 30 克	泽泻 20 克
白芍 10 克	白芷 6 克	炒白术 10 克	细辛 3 克

共 14 剂，每日 1 剂，分 2 次冲服。

患者于 2019 年 4 月 23 日陪其父再诊后，告我服上方 14 剂后，耳部渗水液、流脓症状基本消除，头痛消失。又云，近几十年因耳部困扰不敢饮酒，现在能小酌几杯，稍感不适而已。十去其九，几近痊愈。

按语： 我虽然早年倒背《伤寒论》，研究生毕业后的 1992 年还出过《经方各科临床新用与探索》一书，而广泛为同仁所熟悉还是在微信群讲演以及随后成书 5 次印刷的《我的经方我的梦》，其后所著《经方人生》也已 4 次印刷。俗话说，卖啥吆喝啥。成语曰：仁者见仁，智者见智。过了花甲之年，应用经方的机会明显多了起来。

耳部为少阳经循行之处，少阳经邪毒深伏，经络不通，水液无所去处，故予小柴胡汤和解少阳，疏利气机。耳部渗水液几十年，里饮已成，背部疼痛，仍有表邪，故再合以小青龙汤为加减，使表里之邪外达内彻。取效之速，既是意料之中，也是经验之外。愚以为，学好经方，就找到了有源之水，有本之木。临床上才能举一反三，左右逢源。

（本文由研究生吴晓凤整理）

第三节　口臭

严某，男，56岁，陕西省大荔县人，2019年11月12日在渭南市中心医院名中医馆初诊。

口臭几十年，加重3年。多药不效。食欲睡眠正常。舌淡红，苔黄，脉滑数。

半夏泻心汤加味：

半夏18克	黄芩12克	黄连12克	干姜12克
党参12克	炙甘草6克	大枣20克	连翘15克
蒲公英30克	竹茹12克	枳实12克	

颗粒剂，28剂，冲服，1日2次。

2019年12月10日二诊：显效，原方28剂。

2020年7月12日其陪亲属看病，告知多年顽疾，得以痊愈，也希望亲属的重病取得奇效。

按语： 半夏泻心汤是治疗痞证的名方，其寒热错杂、辛开苦降，我们已耳熟能详。虽然张仲景没说治口臭，但其类方生姜泻心汤确有"干噫食臭"之语，理实相同。热盛则腐。但病程日久，就没有或者很少有单纯的热了。

寒热错杂，更为多见。常言说卖啥吆喝啥。这几年，我反复说经方，讲经方，也使我应用经方的机会大为增加，反馈也越来越多。今天，我不以小病而置之度外，反而津津乐道，料会有知我者，也有轻我者。

本文部分医案相关图片

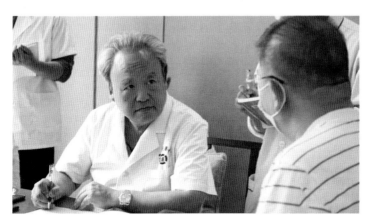

图 1　王三虎教授询问患者情况 / 第二章第一节

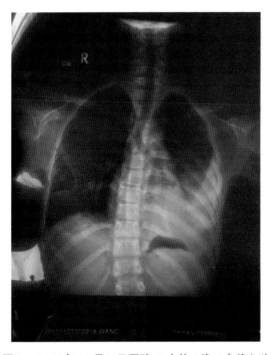

图 2　2017 年 11 月 7 日医院 X 光片 / 第三章第九节

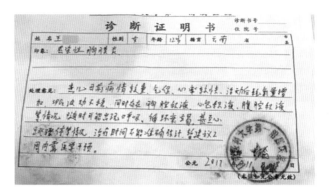

图3 2017年11月8日医院诊断证明 / 第三章第九节

医学影像系统（X线检查）诊断报告

名：王█	出生日期：2005年10月26日	年龄：13	性别：女
像 号：PID147040	申请科室：儿科一楼	床号：	门诊号：0217021006026
时间：2019-5-31 20:48:54		报告时间：2019-5-31 20:56:09	

部位：胸部正位

方法：胸部正位

设备：飞利浦Digitiagnost3

表现：骨性胸廓基本对称，肋骨骨质结构完整，未见明确异常征象，胸廓软组织未见明确异常，双肺透亮度对称、均匀且基本正常，双下肺纹理稍增强、模糊，支气管周未见明确实质性、渗出性病变，右肺门角存在，双肺门区及纵隔旁未见明确肿大淋巴结，气管、纵隔居中，且无明显偏移，双肺内带上、下肺静脉主干清晰且无扩张，肺静脉指数小于1，肺血基本正常，心胸比例在正常范围，双侧小叶间隔及叶间胸膜未见增厚、粘连，双膈位置、形态大致正常，双膈光整，双侧心、肋膈角锐利。

图4 2019年5月31日医院诊断报告 / 第三章第九节

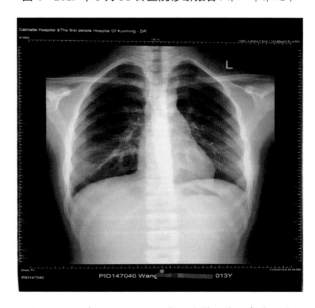

图5 2019年5月31日医院X光片 / 第三章第九节

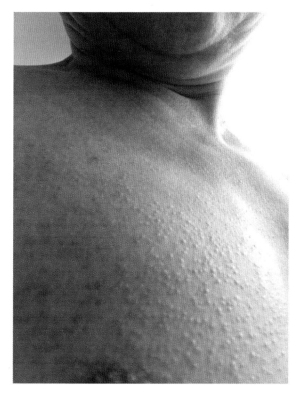

图6　患者皮肤图片 / 第八章第五节

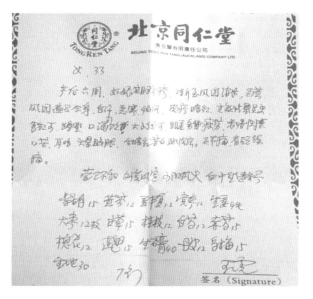

图7　王三虎教授处方 / 第八章第六节：病案 1

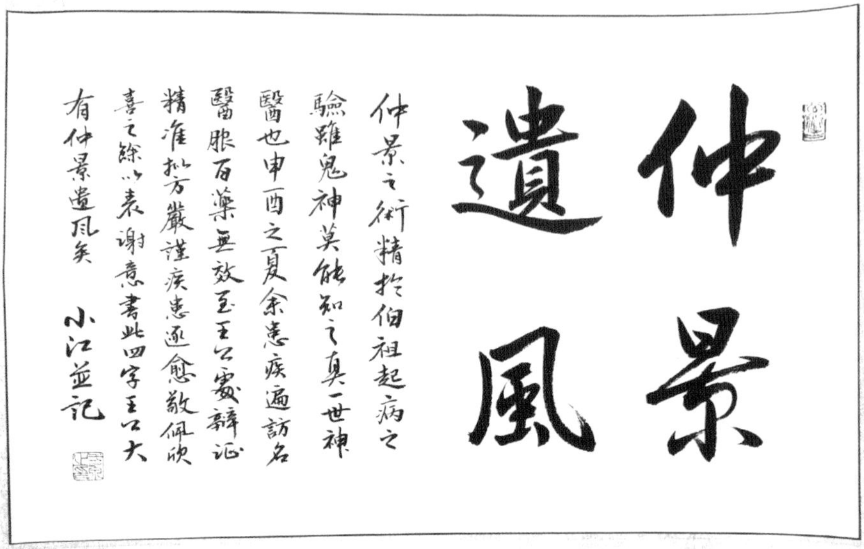

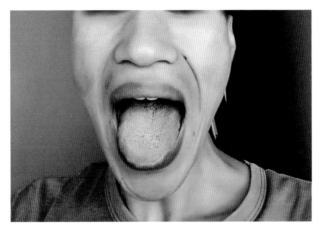

仲景遺風

仲景之術精於伯祖起病之
驗雖鬼神莫能知之真一世神
醫也申酉之夏余患疾遍訪名
醫服百藥無效至王公賽辯证
精准扎方嚴謹疾逐愈敬佩欽
喜之餘以表謝意書此四字王公大
有仲景遺風矣

小江並記

图8　书法作品／第十章第四节病案3

图9　患者舌象／第十章第二十三节

经方医案·杂症篇

王三虎